DIETA CHETOGENICA

TUTTO SULLA CHETOGENICA: SCIENZA, CORPO & PIATTI.

LE FONDAMENTA DI CUI HAI BISOGNO PER INIZIARE UNA DIETA CHETOGENICA

Corpo & Spirito

© Copyright 2021 - All rights reserved.

purposes only. All effort has been executed to present accurate, up to date, and reliable, complete information No warranties of any kind are declared or implied. Readers acknowledge that the author is not engaging in the rendering of legal, financial, medical or professional advice. The content within this book has been derived from various sources. Please consult a licensed professional before attempting any techniques outlined in this book.

By reading this document, the reader agrees that under no circumstances is the author responsible for any losses, direct or indirect, which are incurred as a result of the use of information contained within this document, including, but not limited to, — errors, omissions, or inaccuracies.

Table of Contents

Che cos'è la dieta chetogenica?

La dieta chetogenica è un regime alimentare a basso contenuto di carboidrati che induce il corpo a utilizzare come fonte di energia piccole molecole prodotte dal fegato, chiamati corpi chetonici. Questi ultimi rappresentano una fonte di energia alternativa per il corpo quando vi è mancanza di glucosio nel sangue.

La loro produzione è stimolata da un'alimentazione a basso contenuto di carboidrati, quantità moderate di proteine ed elevate di grassi naturali.

I corpi chetonici sono prodotti nel fegato dal metabolismo dei lipidi e utilizzati dall'intero organismo come fonte di energia.

In cosa consiste?

Inducono nell'organismo la formazione di sostanze acide definite " corpi chetonici" come l'acido acetacetico e l'acetone.

La produzione di corpi chetonici avviene quando si assume una quantità molto bassa o nulla di zuccheri e un aumento sostanziale dei grassi.

In questo caso è proprio l'organismo e in particolare il cervello che in assenza di zucchero (carboidrati) va a utilizzare i corpi chetonici come fonte di energia, di conseguenza la perdita veloce di peso.

Per identificare un eventuale stato di chetosi è possibile svolgere dei test dell'urina (con giusti strip per l'urina), del sangue (misuratori ematici dei chetoni) o del respiro (analizzatore dei chetoni nell'alito).

Tuttavia si può anche fare affidamento a "rivelatori", che non richiedono nessun test, li vedromo nel capitolo dedicato alla keto-flu.

L'organismo si adatta a utilizzare come fonte di energia quasi esclusivamente i lipidi.

I livelli d'insulina si abbassano drasticamente, determinando un aumento considerevole del consumo energetico dei grassi. Il corpo è dunque in uno stato di chetosi quando produce corpi chetonici. È importante tenere sotto controllo il consumo giornaliero di carboidrati. Mentre alcune persone perderanno peso assumendone 50 g, altri dovranno limitarsi a delle quantità pari o inferiori ai 20 g.

Gli alimenti tipici previsti dalla dieta chetogenica includono:

Pesce e frutti di mare Formaggi Grassi naturali come avocado, burro grass-fed, olio di cocco e olio d'oliva Carne Uova Ortaggi che crescono in superficie.

Sono da evitare principalmente gli alimenti contenenti grandi quantità di zuccheri e amidi. Questi includono tutti quei cibi ricchi in carboidrati come pane, pasta, riso e patate. Anche la frutta è da evitare, benché sia concesso il consumo in quantità moderate di alcuni tipi, come i frutti di bosco. Sono inoltre da escludere tutti quegli alimenti lavorati industrialmente.

Perché si esegue?

Seguire una dieta chetogenica comporta benefici quali:

Perdita di peso: notevole aumento del consumo dei grassi a scopo energetico.

Controllo dell'appetito livelli di energia costante e miglioramento nelle prestazioni mentali.

Controllo della glicemia e inversione del diabete.

Diminuzione e mantenimento costante dei livelli di glicemia e riduzione degli effetti negativi causati dagli alti livelli d'insulina.

Miglioramento nei valori di alcuni parametri quali colesterolo, glicemia, livelli d'insulina e pressione sanguigna.

Aumento della resistenza fisica: vi è un accesso costante alle riserve di energia rappresentate dai grassi. Gli atleti professionisti seguono la dieta chetogenica per migliorare le loro prestazioni.

Controllo dell'epilessia: negli anni Venti la dieta fu originariamente pensata come terapia medica per i bambini affetti da epilessia.

Riduzione del rischio di tumori: il consumo di minori quantità di carboidrati riduce i livelli di glucosio, utilizzato dalle cellule tumorali come fonte di energia.

Svantaggi della dieta chetogenica:

La dieta chetogenica può mostrare anche parecchi svantaggi, la maggior parte della quale dipende dai livelli di corpi chetonici presenti nel sangue:

Aumento della filtrazione renale e della diuresi (escrezione dei corpi chetonici e delle scorie azotate)

Tendenza alla disidratazione

Aumento del carico del lavoro dei reni.

Possibile effetto tossico sui reni da parte dei corpi chetonici

Possibile ipoglicemia

Possibile ipotensione

Keto-influenza o "keto-flu" in inglese; è una sindrome legata allo scarso adattamento dell'organismo dopo 2-3 giorni dall'inizio della dieta chetogenica. Comprende:

Mal di testa

Affaticamento

Vertigini

Nausea leggera

Irritabilità.

NON ESISTE UNA DIETA CHE VADA BENE PER TUTTI!

LA DIETA CHETOGENICA

La dieta chetogenica si basa su 3 concetti:

Riduzione dei carboidrati semplici e complessi:

Tutti gli alimenti che contengono glucidi devono essere totalmente eliminati.

Sono mantenute le porzioni degli ortaggi, che contengono fruttosio, determinando il crollo percentuale dei carboidrati complessi a favore dei semplici.

Questi nutrienti rappresentano il carburante primario dell'organismo e riducendoli "al minimo" si forza l'organismo a smaltire le riserve di grasso in eccesso.

I glucidi sono nutrienti che stimolano sensibilmente l'insulina, per cui la Loro moderazione dovrebbe assumere un significato metabolico importante.

Quindi avremo un incremento quantitativo e percentuale dei grassi, in percentuale delle proteine, mantenendo costante l'introito calorico.

In seguito all'eliminazione dei carboidrati, si dovrebbero mantenere costanti le porzioni dei cibi proteici, incrementando parallelamente solo le quantità dei cibi ad alto contenuto di grassi (oli, semi oleosi, frutti carnosi oleosi ecc). In questo modo si compensa la riduzione calorica del deficit glucidico grazie alla maggior quantità di lipidi.

In pratica, per ovvie ragioni di appetito è necessario aumentare anche le porzioni e la frequenza di consumo dei cibi proteici. Alcuni giustificano questa "correzione" affermando che più proteine sono utili a conservare la massa magra. Va comunque specificato che molti amminoacidi sono glucogenici (sono convertiti in glucosio per neoglucogenesi) e hanno un'azione metabolica simile ai carboidrati alimentari, vanificando in parte l'effetto sugli enzimi lipolitici e sulla produzione di corpi chetonici (vedi sotto). Inoltre, nella pratica clinica, il menù della dieta chetogenica non è MAI normocalorico e fornisce sempre meno energia del necessario.

ALL'ABBASSARSI DEI CARBOIDRATI MIGLIORANNO I VALORI DEL COLESTEROLO HDL E TRIGLICERIDI.

Le diete a basso contenuto di carboidrati e ad alto contenuto di grassi (LCHF) sono utili per il trattamento di una serie di condizioni di salute, ma ci sono poche ricerche per valutare il grado di restrizione dei carboidrati sulle misure di esito. Questo studio confronta i risultati antropometrici e cardiometabolici tra diverse diete ipocaloriche.

L'obiettivo è una moderata restrizione di carboidrati sia più facile da mantenere e più efficace per migliorare i marker di salute cardiometabolici rispetto a una maggiore restrizione.

MECCANISMO DI AZIONE DELLA DIETA CHETOGENICA

Quando la disponibilità di glucosio diminuisce sotto i 50 gr. soglia, la produzione endogena di glucosio non è in grado di tenere il passo con i bisogni del corpo e inizia la chetogenesi. I corpi chetonici sostituiscono il glucosio come fonte primaria di energia.

I corpi chetonici prodotti dal fegato saranno così facilmente utilizzati per la produzione di energia da parte di cuore, tessuto muscolare e reni. I corpi chetonici possono anche attraversare la barriera emato-encefalica per fornire energia al cervello. Nonostante si guardi al fegato come maggior produttore di corpi chetonici è riconosciuto che anche il cervello può produrre chetoni in particolari cellule denominate astrociti. Questi corpi chetonici hanno un profondo effetto neuro protettivo gli astrociti sono in grado di interiorizzare gli acidi grassi liberi attraverso recettori specifici, convertendoli in corpi chetonici che sono successivamente trasferiti ai neuroni dal trasportatore degli acidi monocarbossilici (MCT) .

COSA SUCCEDE SE A VOLTE SONO INEGLIGENTE?

Una volta iniziato questo modo di mangiare, devi seguirlo rigorosamente. Un'irregolarità potrebbe implicare l'uscita dalla chetosi quindi dallo stato brucia grassi percependo in certi casi la ricomparsa della fame che vi caratterizzava prima dell'entrata in chetosi.

La cosa più importante da fare se mangi carboidrati, è tornare a regime con il pasto successivo. Oltre a cambiare le tue abitudini alimentari, potresti voler cambiare alcuni altri aspetti del tuo stile di vita per migliorare la tua salute generale.

Lo stress e l'inattività possono influire negativamente sulla salute e persino ti rende più difficile perdere peso. La dieta chetogenica una volta superata la fase detta keto-flu può effettivamente migliorare le tue capacità gestire tentazioni dietetiche, voglie di zucchero. Aumentando in questo modo il livello di attività fisica utile per ridurre lo stress, bisogna aumentare massa muscolare e migliorare la densità ossea.

KETO-FLU

La transizione metabolica da prevalente consumo di carboidrati all'utilizzo di grassi come combustibile comporta solitamente una serie di sintomi a volte molto fastidiosi.

La così detta "febbre da chetosi" sta, infatti, a indicare che l'organismo si sta abituando all'utilizzo dei corpi chetonici come fonte primaria di energia; è un fenomeno transitorio comunque destinato a esaurirsi appena raggiunto il cheto-adattamento.

In alcuni soggetti non si presenta per niente, in molti si attenua nell'arco di 48-72 ore, in altri ancora possono durare diversi giorni.

E' bene conoscere quali siano i sintomi di questa fase, per essere certi di "entrare" in chetosi (ripeto, molti non li avvertono per niente) o all'opposto disperarsi pensando di non esserci e che ci sia qualcosa che non va bene magari nell'alimentazione, ma per non spaventarsi qualora comparissero al posto di lucidità, benessere, migliore performance fisica che sono distintive di un buon metabolismo chetogenico (questi benefici arriveranno comunque dopo).

Adattamento cerebrale, adattamento neuro-ormonale, adattamento muscolare, adattamento epatico, squilibri elettrolitici, precedenti protocolli alimentari sregolati, accumulo pregresso di residui tossici nell'organismo, nonché una gran mole di tossine accumulate negli adipociti che vengono immessi in circolo, sono le principali cause di malessere temporaneo tipico della transizione chetogenica.

Ripeto però che tutto questo è molto variabile nell'intensità e nelle manifestazioni, può passare indifferente, si potrebbe avvertire una lieve sensazione di stanchezza come penare con molti sintomi spiacevoli per diversi giorni.

Vediamo quali sono questi sintomi:

alito cattivo, secchezza delle fauci, sapore metallico, nausea, sensazione di vomito, debolezza muscolare, giramento di testa, emicrania, cefalea, insonnia, esacerbazione di dolori ossei e muscolari e altri ancora meno frequenti;

A margine possono presentarsi da subito anche aumento della minzione, stitichezza, diarrea, disturbi del ciclo mestruale, manifestazioni queste in buona parte riconducibile al metabolismo che cambia e al diverso stile alimentare.

Nell'attesa che questi cambiamenti lascino il posto a una nuova sensazione di benessere generale possiamo difenderci con gli accorgimenti che tutti devono seguire e in particolare: integrazioni di magnesio, potassio e a volte di sodio, bere in abbondanza, integrare con olio MCT, evitare di sottoporsi ad attività fisica intensa soprattutto nei primi periodi di adattamento e nei protocolli vlckd.

I soggetti in piena salute e ben detossificati soprattutto a livello epatico probabilmente non avvertiranno molto questa sintomatologia e non avranno il benché minimo problema a superare questo periodo; qualora invece aveste patologie concomitanti e i sintomi si presentassero molto marcati, fate sempre riferimento al vostro medico curante perché questi non siano confusi con quelli di altra patologia.

LISTA DEI CIBI ANTI-CHETOGENICI

N.B. La seguente lista è solo divulgativa al fine di far conoscere in linea di principio quali sono gli alimenti inclusi ed esclusi in un'ottima e possibile impostazione chetogenica.

Questo modo di mangiare si concentra sull'assumere cibo "reale" e comprende basilarmente: grassi sani, carne, pesce, uova, insalate e verdure.

Questi alimenti forniscono al tuo corpo i nutrimenti di cui ha bisogno e cambierà principalmente il combustibile che il tuo corpo passando così dalla combustione dei carboidrati a quella dei grassi. Ciò significa che dovrai evitare zucchero, pane, frutta, farina, pasta o qualsiasi altro alimento zuccherino / amidaceo che contiene molti carboidrati. Limitando l'assunzione di carboidrati, la fame diminuirà molto e se hai un peso extra, ti aiuterà a perderlo.

In chetogenica esiste una classificazione dei tre macronutrienti che indica come devono essere considerati ai fini della produzione di corpi chetonici.

1) CARBOIDRATI: 100% anti-chetogenici (per questo motivo si deve stare spesso sotto i 20/30 gr il giorno) In linea di principio un alimento per essere approvato dovrebbe contenere intorno ai 5 gr. carboidrati su 100 gr di prodotto. Quantità irrisorie di zucchero o carboidrati che fanno da condimento a cibi proteici o grassi solitamente non precludono il buon esito della nutrizione o dieta chetogenica.

2) PROTEINE: 58% anti-chetogeniche (per questo motivo la chetogenica è normo proteica) è che per quanto teoricamente le proteine abbiano una percentuale antichetogenica

Bisogna ricordare che ogni 2 grammi 1 potenzialmente è convertibile in glucosio e questo ha effettivamente fatto pensare che un eccesso di proteine possa far uscire dalla chetosi. Alcuni studi però nella pratica hanno dimostrato che difficilmente questo possa avvenire. Infatti, spesso nelle questioni scientifiche non c'è distinzione fra ciò che potrebbe avvenire e ciò che effettivamente si riscontra nella pratica. Gli studi controllati a lungo termine, fatti su soggetti in chetosi con apporti proteici notevoli anche a 2,5, 2,8 e più di gr /kg di proteine hanno dimostrato che la chetosi non subiva variazioni, il range era sempre all'interno di ciò che è considerata chetosi nutrizionale. Tutto ciò era indipendente dal rapporto chetogenico dei pasti. La chetosi dipende basilarmente dalla riduzione dei carboidrati. La chetogenica deve comunque essere mantenuta normo proteica.

3) LIPIDI:10% antichetogenici (perché una minima parte del glucosio può essere ricavato dal glicerolo) cibi freschi e non lavorati o trasformati.

ALIMENTI DA EVITARE

NO: *CEREALI, SIMIL CEREALI, LEGUMI, PATATE, CASTAGNE*

NO: *ZUCCHERO OGNI TIPO, SUCCHI DÌ FRUTTA, FRUTTA, LATTE*

ALIMENTI CONCESSI

VERDURE: alghe marine, asparagi, broccoli, carciofi, cavoletti di Bruxelles, cavolfiore, cavolo cappuccio, cetriolo, cicoria, finocchi, funghi, indivia, prezzemolo, radicchio, ravanelli, rucola, scalogno, sedano, spinaci, tarassaco, verdure a foglia verde, verza, spinaci, zucchine.

PROTEINE ANIMALI: carne, pesce, uova.

FRUTTA SECCA OLEOSA: noci, mandorle, semi di lino, noci della macadamia, nocciole, noci brasiliane, semi di zucca, girasole, chia, pinoli.

GRASSI: olive, olio di cocco, olio MCT, olio di oliva, olio di avocado, olio di lino, olio di noce, olio di canapa, burro di cacao, burro comune o chiarificato, maionese e i grassi naturalmente contenuti nella carne, pesce e uova, pollo con la pelle.

BEVANDE: caffè, caffè di cicoria, camomilla, karkadè, tè, latte di mandorla, latte di cocco (rigorosamente senza zucchero).

ALIMENTI CONCESSI MA CON PARSIMONIA

LATTICINI: formaggi stagionati e grassi. N.B. non sempre sono ben tollerati

Approfondimento sul LATTE E DERIVATI: L'argomento ritorna spesso e spero di chiarirvi qui alcune informazioni partendo proprio dalla composizione in macronutrienti. **Premesse le dovute attenzioni per chi sia più o meno intollerante al lattosio, per la maggiore o minore presenza di caseine, per l'IG (indice glicemico) che nei prodotti freschi è piuttosto elevato (e per completezza mettiamoci pure un riferimento all'IGF1).** Ad eccezione del latte di mucca e di pochi altri la quantità di carboidrati nei derivati del latte è certamente trascurabile, mentre hanno un peso importante, le **quote proteiche e grasse.**

La distinzione principale da fare nella scelta quindi è sempre la stessa:

- se siete in **chetogenica isocalorica** la vostra quota di grassi e proteine potrà essere ampiamente coperta dai derivati del latte, con attenzione al totale dei carboidrati presenti;

- se siete in **chetogenica ipocalorica** oltre agli zuccheri dovrete valutare molto attentamente la quantità di tutti i macronutrienti nel conteggio totale delle calorie.

ORTAGGI: peperoni, pomodori, melanzane, porri, piselli, fagiolini, cipolla come condimento **VERDURE AMIDACCE:** Zucca, carote, barbabietole. (cotte), topinambur

FRUTTA: frutti di bosco N.B. una piccola manciata.

FRUTTA SECCA:pistacchi

DOLCIFICANTI: stevia, eritritolo

N.B sono una categoria che possono incidere significativamente sulla chetosi usarli con molta parsimonia e raramente, preferibilmente abbinati a proteine e grassi.

N.B Non è possibile stilare una lista esaustiva che comprenda ogni alimento esistente in certi casi sarà necessario fare una ricerca sul contenuto di carboidrati o zuccheri e in modo tale da sapere se è possibile rimanere nella quota giornaliera indicativa di 50 gr. carboidrati giornaliera.

POSSIBILE IMPOSTAZIONE DI CHETOGENICA CICLICA

Uno o due giorni a settimana si possono utilizzare con moderazione : Riso integrale, Grano saraceno,quinoa, legumi, carote,patate dolci, frutta.

Nei giorni di attività fisica è possibile inserire una quota più alta di carboidrati.

LA CHETOSI

Quando si parla di Dieta Chetogenica non si può non affrontare l'argomento **CHETOSI**.

La chetosi è uno stato in cui, a causa di un limitato consumo di carboidrati, l'organismo è costretto a utilizzare le riserve di grasso per avere energia.

Comporta disidratazione e altri effetti collaterali, molte persone decidono di seguire una dieta povera di carboidrati per perdere peso e per accelerare il tasso metabolico.

Per entrare in uno stato di chetosi senza correre rischi per la salute non basta limitare il consumo di carboidrati, serve molto di più.

Attraverso un regime regolare di esercizio fisico, una dieta sana, il digiuno e il supporto di un professionista che puoi mantenere uno stato di chetosi senza conseguenze.

La maggior parte delle persone normopeso per raggiungere questo stato deve consumare meno di 50g di carboidrati al giorno, altre persone, come quelle in sovrappeso meno di 20g di carboidrato.

Durante una dieta chetogenica i livelli d'insulina diminuiscono e il corpo rilascia grandi quantità di acidi grassi dalle riserve di grasso corporeo. Molti acidi grassi arrivano al fegato, dove sono trasformati in corpi chetonici (o chetoni).

I chetoni possono fornire energia al nostro corpo, in particolare al cervello in assenza di zuccheri.

Quanto tempo ci vuole per entrare in chetosi?

Di solito 2-4 giorni consumando 20-50 g di carboidrati al giorno, con il passare degli anni e più aumenta il numero di obesi nel mondo, soprattutto bambini e adolescenti, ma perché?

I fattori cruciali sono:

Eccessivo consumo di cibo legato alla mancanza di attività fisica.

Per ottenere risultati è necessario seguire un percorso.

La dieta chetogenica, o ketodiet, promette risultati rapidi nella perdita di peso, tra le altre cose perché si tratta di una forma estrema di alimentazione lowcarb che prevede la riduzione drastica dei carboidrati. E' davvero adatta alla quotidianità? Nella nostra intervista scopri i pro e contro. L'idea alla base è semplice: ricevendo una quantità esigua di carboidrati, il corpo può ricavare dal glucosio una quantità di energia minima che non è sufficiente al suo sostentamento. Come fonte alternativa deve quindi utilizzare i grassi, mettendo in moto la cosiddetta chetosi. Questo processo sembra, quindi, essere particolarmente efficace per bruciare i grassi. L'organismo si trova contemporaneamente nelle condizioni migliori per costruire i muscoli e ridurre la massa grassa.

Che cos'è di preciso la dieta chetogenica?

Si tratta di un tipo di alimentazione che prevede di trarre circa il 75% delle calorie giornaliere dai grassi, secondo le esigenze individuali la percentuale può variare dal 60 al 90%. Anche le proteine svolgono un ruolo importante mentre i carboidrati costituiscono una frazione minima del fabbisogno calorico quotidiano e sono assunti in gran parte attraverso la verdura.

Ridurre drasticamente i carboidrati significa rinunciare anche a pasta, pane, riso e fiocchi d'avena. Quali alimenti sono permessi nella dieta chetogenica?

Tanti pensano di non poter mangiare quasi niente, ma non è così. In realtà si possono consumare tutti gli alimenti che contengono grassi e proteine. Poiché il corpo impara pian piano a utilizzare i grassi come fonte di energia, la salsiccia grigliata o la fonduta di formaggio non è più tabù.

La qualità dei prodotti ha la massima priorità. Buone fonti di grassi sono la frutta secca, i semi, le uova, il formaggio e il pesce grasso, oltre agli oli vegetali come quello d'oliva o di lino. L'olio di cocco è una fonte di grassa perfetta. Prima del workout i trigliceridi contenuti, i MCT, ti forniscono energia e forza immediatamente disponibili.

Buone fonti proteiche possono avere origini diverse, a parte i grandi classici come il pollo e il pesce, nella dieta cheto sono permessi anche i latticini a basso contenuto di carboidrati. Nel mio menu giornaliero è sempre presente un pasto a base di yogurt bianco o quark magro.

I vegani possono optare per fonti proteiche vegetali, come tofu, seitan o tempeh.

Segui una dieta vegana e ti è difficile soddisfare il tuo fabbisogno proteico? Le nostre Proteine Vegane estratte da piselli, canapa, riso e girasole vantano un profilo aminoacidico ottimale.

Anche gli ortaggi contengono carboidrati. Quali sono i più consigliati in una dieta chetogenica?

Chi segue una dieta chetogenica non deve avere paura dei carboidrati della verdura! Gli ortaggi e la frutta in generale sono molto importanti in ogni dieta, non solo per le vitamine e i minerali in essi contenuti, ma anche perché gli antiossidanti presenti catturano i radicali liberi che si generano dalla scomposizione di grassi e proteine. Questo gioca un ruolo importante per la salute, non solo di chi segue questo tipo di dieta.

Detto questo, esistono varietà di verdure particolarmente adatte: il cavolo in tutte le sue varietà, che è molto versatile, ad esempio. Io sono un fan della cucina asiatica e amo il pakchoi. Carote, cetrioli, insalata, funghi, asparagi e fagiolini hanno sostanze nutritive importanti per l'alimentazione chetogenica. E come dimenticare l'avocado che fornisce grassi di prima qualità? Naturalmente ce ne sono tante altre.

Quale verdura andrebbe, invece, assolutamente evitata?

Sarebbe meglio non consumare pomodori, mais dolce, cipolle e peperoni rossi. Anche i ceci, i fagioli e i piselli, che contengono tanti carboidrati, non sono l'ideale.

A chi segue un'alimentazione chetogenica consigli di utilizzare integratori?

Gli integratori non rappresentano un problema a patto che non siano prodotti mass gainer o con molti carboidrati, quali il malto destrina. L'utilizzo la creatina e la credenza che essa abbia effetto solo se abbinata a una dieta ricca di carboidrati, è falsa. Al contrario, nella dieta chetogenica l'azione della creatina come booster per migliorare la velocità e la forza massima può essere ancora più evidente perché il trasporto di energia è già molto più efficiente ed è ulteriormente supportato dalla creatina.

Nel complesso questo tipo di alimentazione così rigoroso funziona bene. A chi altro lo consiglieresti?

A chi vuole perdere peso in modo efficace ed è aperto a nuove esperienze. A mio parere l'atteggiamento mentale gioca un ruolo decisivo. Devi essere pronto a fare a meno di pasta, pane, patate e simili e all'inizio è dura, ma ben presto si notano i vantaggi e la voglia di carboidrati scompare.

Sono un grande fan di questa dieta perché ha effetti positivi anche sulla mia salute in generale. Mi sento molto più in forma ed energico, non provo più la sensazione di pesantezza e torpore post-pranzo che avevo prima.

I prodotti lattiero-caseari e la maggior parte delle varietà di carne e pesce sono molto acidificanti. La dieta chetogenica non ha controindicazioni nel lungo periodo?

Questo tipo di alimentazione è fondamentalmente adatta a tutti. Alcuni sostengono che non sia salutare a lungo termine in quanto l'assimilazione di grassi e proteine causerebbe una formazione massiccia di sottoprodotti acidi. Studi sul lungo periodo che hanno esaminato più da vicino questo effetto indicano, però, il contrario: l'aumentata formazione di acidi non ha alcuna influenza negativa sull'organismo.

Penso che sia dovuto al fatto che il corpo ha un buffer sufficiente per riassorbire questi acidi. Tuttavia, mangiando tante verdure si bilancia questo fenomeno e ci si mette "al sicuro".

A proposito, si dice spesso che la dieta cheto abbia un effetto negativo sui livelli di colesterolo, ma anche in questo caso ci sono studi che hanno dimostrato il contrario: questo tipo di alimentazione sarebbe in grado di ridurre significativamente il colesterolo cattivo LDL, mentre i livelli di colesterolo buono HDL aumenterebbero sensibilmente.

Ti fai mai dei problemi etici riguardo al consumo di tanti prodotti animali?

Ognuno affronta la questione etica in modo personale. Io mi sono posto il problema e ho deciso di comprare tutti i prodotti animali, per quanto possibile, da macellai e negozi locali. Acquisto carne e uova esclusivamente da un macellaio biologico della zona e prendo il pesce al mercato o in pescheria.

In questo modo evito gli allevamenti intensivi, dove le condizioni di vita degli animali sono solitamente peggiori e i prodotti finali sono contaminati da farmaci e simili.

Tu hai iniziato con la dieta chetogenica per tornare in forma in vista della tua prossima gara. Cosa farai dopo la competizione?

Mi ero già occupato della ketodiet prima di iniziarla e il mio interesse è aumentato con la pratica, pertanto voglio continuare a seguirla anche nella fase di sviluppo muscolare e vedere come reagisce il mio corpo. Mi piace provare cose nuove e osservare i cambiamenti su me stesso.

RUBRICA "CHETOSI NUTRIZIONALE":

STABILIZZAZIONE DI ZUCCHERO NEL SANGUE, DIMAGRIMENTO ED ENERGIA

Spesso riceviamo domande sulla chetosi in relazione ai suoi meccanismi ma a causa di molta disinformazione non sempre si sanno come stanno effettivamente le cose. Due degli aspetti su cui ci sono ancora dubbi sulla regolazione del glucosio nel sangue e nel processo di dimagrimento. Ho cercato di semplificare il più possibile appoggiandomi come sempre alla letteratura più aggiornata.

"**La chetosi nutrizionale** in letteratura scientifica può essere definita come la restrizione intenzionale dell'assunzione di carboidrati nella dieta per accelerare la produzione di chetoni e indurre un effetto metabolico che **stabilizza lo zucchero nel sangue, minimizza il rilascio d'insulina** e quindi mitiga gli effetti anabolici e potenzialmente tumorali dovuti alla resistenza all'insulina di lunga durata."

Da notare due aspetti di questa definizione della chetosi:

1) Si può definire "nutrizionale" quindi è corretto definirla anche "nutrizione chteogenica" e non solo dieta.

2) "stabilizza lo zucchero nel sangue "

3) minimizza il rilascio d'insulina

Dopo diverse settimane, occorre **un "adattamento cheto"**, che indica la capacità del corpo di adattarsi e rispondere principalmente all'uso di chetoni per il carburante.

GLICEMIA

Come specie, abbiamo flessibilità metabolica con la capacità di fare affidamento su fonti di combustibile alternative per l'energia. ***Gli esseri umani non dipendono da fonti esogene di glucosio per una funzione ottimale.***

In alternativa all'utilizzo del glucosio, il corpo può flettersi metabolicamente in uno stato di chetosi, che si basa sui chetoni derivati dal grasso prodotti nel fegato per fornire carburante a quasi tutte le cellule del corpo. I chetoni - acetoacetato, beta-idrossibutirrato e acetone - sono molecole idrosolubili prodotte dal fegato dagli acidi grassi quando le riserve di glucosio nel sangue e glicogeno epatico sono state ridotte al minimo. In questo caso occorre una diminuzione di glicogeno e i livelli di chetoni aumentano durante i periodi di digiuno, basso apporto di carboidrati, intenso esercizio fisico.

Al contrario, in risposta all'elevata glicemia (cioè dopo un pasto ricco di carboidrati), i livelli d'insulina aumentano e bloccano la chetogenesi a favore della lipogenesi in pratica l'accumulo di grasso. Pertanto, la chetosi indica un passaggio da uno stato dipendente dal glucosio insulino-mediato ad una maggiore capacità di utilizzare depositi di grasso e adiposi nella dieta per il carburante.

DIMAGRIMENTO

L'attivazione ormonale della lipolisi e della chetogenesi è mediata da adrenalina e glucagone e contrastata dall'insulina. Con una quantità minima di carboidrati nella dieta, l'insulina è bassa e aumenta il glucagone. **Oltre a stimolare la glicogenolisi nel fegato, il glucagone stimola la lipolisi quel processo che permette di rilasciare acidi grassi immagazzinati dal tessuto adiposo. Quindi ecco il dimagrimento, non solo il rilascio di liquidi come spesso si sostiene, ma di vero è proprio grasso.**

ENERGIA

Oltre a formare i chetoni, gli acidi grassi possono essere convertiti in acetil CoA, un substrato intermedio tra l'ossidazione degli acidi grassi e il metabolismo del glucosio, si passa così alla generazione di ATP che sarebbe la molecola presente in tutti gli organismi viventi, per i quali rappresenta la principale forma di accumulo di energia immediatamente disponibile.

Attraverso questo processo, l'energia derivata dal grasso viene generata nel fegato e quindi spedita in tutto il corpo per fornire energia al cervello, alla corteccia renale, al cuore e ai muscoli scheletrici. **I chetoni possono fornire fino al 60% dell'ATP** richiesto dall'organismo; il resto è derivato dalla gluconeogenesi endogena che utilizza glicerolo da trigliceridi e aminoacidi glucogenici da proteine per la produzione di glucosio.

BENEFIT KETO

L'obesità sta raggiungendo proporzioni epidemiche ed è un forte fattore di rischio per una serie di disturbi cardiovascolari e metabolici come l'ipertensione, il diabete di tipo due, la dislipidemia, l'aterosclerosi e anche alcuni tipi di tumori. Nonostante le costanti raccomandazioni delle organizzazioni sanitarie per quanto riguarda l'importanza del controllo del peso, quest'obiettivo spesso fallisce.

La predisposizione genetica in combinazione con gli stili di vita inattivi e l'apporto calorico elevato porta a un eccessivo aumento di peso. Anche se ci può essere accordo sul concetto che i cambiamenti di stile di vita che influenzano le abitudini alimentari e l'attività fisica sono essenziali per promuovere la perdita di peso e il controllo del peso, la quantità ideale e il tipo di esercizio e anche la dieta ideale sono ancora in discussione. Per molti anni, gli studi d'intervento nutrizionale sono stati concentrati sulla riduzione del grasso dietetico con piccoli risultati positivi nel lungo termine. Una delle strategie più studiate negli ultimi anni per la perdita di peso è la dieta chetogenica. Molti studi hanno dimostrato che questo tipo di approccio nutrizionale ha una solida base fisiologica e biochimica ed è in grado di indurre una perdita di peso efficace insieme a miglioramenti in diversi parametri di rischio cardiovascolare. Discutendo i punti di forza e le debolezze di queste diete insieme a precauzioni che dovrebbero essere utilizzate nei pazienti obesi. Dopo pochi giorni di digiuno o una dieta di carboidrati drasticamente ridotta, le riserve di glucosio del corpo diventano insufficienti per l'ossidazione dei grassi e per la fornitura di glucosio alla centrale sistema nervoso.

Il sistema nervoso centrale non può utilizzare gli acidi grassi come fonte di energia, quindi il glucosio è normalmente l'unico combustibile per il cervello umano.

In condizioni normali la produzione di acido acetoacetico libero è trascurabile e questo composto, trasportato attraverso il flusso sanguigno, è facilmente metabolizzato da vari tessuti, soprattutto muscolo scheletrico e il cuore. In condizioni di sovrapproduzione, l'acido acetoacetico si accumula sopra i livelli normali e la parte è convertita negli altri due corpi chetone. La presenza di corpi chetonici nel sangue e la loro eliminazione attraverso le urine provocano ketonemia e ketonuria. Acetone essendo un composto molto volatile, è eliminato principalmente attraverso la respirazione nei polmoni e, anche se non ha metabolica funzione, la sua presenza può essere utile da un punto di vista diagnostico clinico. Così deve essere considerato che un "fruttato respiro" indica una condizione di chetosi che potrebbero essere fisiologico non necessariamente un indice di una condizione patologica.

È interessante rilevare che chetosi è una caratteristica di stato metabolico degli esseri umani e di certi animali. Tuttavia gli esseri umani sono più suscettibili alla chetosi indotta a digiuno a causa della grandezza del cervello rispetto al resto del corpo, questo può spiegare perché i neonati sono più suscettibili alla chetosi. In condizioni normali la concentrazione di corpi chetonici è molto bassa (< 0,3 mmol/L).

I corpi chetone sono poi utilizzati dai tessuti come fonte di energia attraverso un percorso che coinvolge in primo luogo che l'acido β-idrossibutirrico. Il metabolismo dei grassi avviene attraverso l'ossidazione degli acidi grassi da parte del fegato, producendo i corpi chetonici tra cui acetoacetato, β-idrossibutirrato e acetone.

I chetoni sono trasportati nel sangue verso i tessuti, dove sono convertiti in acetil-CoA, un substrato nella prima fase del ciclo dell'acido citrico.

Il basso tenore di carboidrati della dieta chetogenica può causare una modesta riduzione del glucosio nel sangue e un maggiore controllo glicemico complessivo con conseguente riduzione dei livelli di emoglobina glicata. Anche la prevalenza d'insulino-resistenza nell'obesità è abbastanza comune. Infatti, la prima dimostrazione di resistenza all'insulina stimolazione dell'assorbimento del glucosio è stata ottenuta in soggetti obesi.

Una caratteristica primaria della resistenza all'insulina è una capacità alterata delle cellule muscolari di prendere il glucosio circolante e anche la capacità di rallentare la produzione di glucosio epatico può essere compromessa. Così, gli individui con insulino-resistenza hanno un problema fondamentale che metabolizza il carboidrato dietetico e diverrà una maggiore proporzione di carboidrati dietetici al fegato, dove gran parte di esso è convertito in grasso, al contrario di essere ossidato per l'energia nel muscolo scheletrico. Da qui gli effetti benefici di diete molto basse di carboidrati in soggetti obesi non sono solo una funzione di perdita di peso per sé, ma anche migliorato il controllo glicemico e marcatori lipidici, così come ridotto uso o ritiro d'insulina e altri farmaci in molti casi, occorre prima che avvenga una perdita di peso significativa. Inoltre, negli esperimenti isocalorici, gli individui con insulino-resistenza hanno mostrato marcatori drammaticamente migliorati della sindrome metabolica rispetto alle diete più basse nel grasso.

Tuttavia, non è corretto equiparare una dieta chetogenica con una dieta ad alta percentuale proteica, perché è in realtà normoproteica quindi l'importo giornaliero di proteine è circa 1,2 – 1,5 g di proteine per Kg di peso corporeo o in base al caso anche un po' meno 1,2 g/kg a 0,9 g/kg.

Non bisogna mai confondere la chetosi con la chetoacidosi poiché la concentrazione di corpi chetonici non aumenta mai sopra 8 mmol/L questo rischio è in sostanza inesistente in soggetti con funzione normale dell'insulina. Alla base del meccanismo d'azione della dieta chetogenica nell'epilessia sembrano esserci proprio i "corpi chetonici" che sono prodotti dal fegato per sopperire alla mancanza di zucchero (glucosio) e diventano il carburante primario che il cervello utilizza per assolvere le sue mansioni.

Il meccanismo d'azione vero e proprio, nonostante molte siano le ipotesi, resta ancora parzialmente sconosciuto. Ricordiamo le parole del noto giornalista Gary Taubes, portò all'attenzione della comunità scientifica uno degli aspetti fondamentali di questo programma alimentare dicendo:

" il cervello e il sistema nervoso centrale funzionano più efficacemente sfruttando i chetoni che non il glucosio. E come tale, la chetosi è presumibilmente, non soltanto una condizione naturale, ma anche particolarmente salutare.".

DIETA CHETOGENICA & SPORT: VANTAGGI ENERGETICI

L'attività fisica non serve solo a mantenerci giovani, e a ridurre maggiormente la possibilità di contrarre varie malattie e patologie, ma è soprattutto un aiuto per il nostro cervello.

Lo sport è in grado di influenzare la qualità della nostra vita migliorando la salute e il funzionamento cerebrale in termini di efficienza, lucidità e velocità nel prendere decisioni; è utilissimo nell'allenare la memoria, studi dimostrano come persone che hanno una vita sedentaria, riescono meno nelle prove di memoria rispetto a chi pratica sport.

Aspetto importante è che riduce l'intensità e la frequenza delle cefalee.

In sostanza, il cervello è un organo umano che va allenato come i nostri muscoli, con la differenza che gli effetti benefici del movimento, li vediamo da subito.

Dieta chetogenica e sport potrebbero apparire antitetici, vista la grande richiesta di substrati che occorre durante l'attività fisica. Tuttavia la chetosi, adattamento evolutivo volto a evitare la totale deplezione delle scorte di carboidrati, può favorire l'utilizzo di altri substrati energetici a livello del muscolo. Muscolo che pare essere molto selettivo nella selezione dei substrati durante un lavoro intenso, con netta preferenza nei confronti dei carboidrati che tuttavia, a differenza dei grassi, sono disponibili in quantità relativamente limitata e possono esaurirsi a causa di attività strenue e prolungate, con conseguente decadimento della prestazione.

In effetti, un lavoro fisico lungo e intenso determina un aumento dell'utilizzo di acidi grassi a livello muscolare un apprezzabile aumento della concentrazione di corpi chetonici.

L'elevata disponibilità di corpi chetonici che si ha durante una dieta chetogenica può favorire l'utilizzo di queste molecole e di acidi grassi a livello dei mitocondri, gli organelli cellulari che producono l'energia necessaria all'esercizio, con risparmio delle scorte disponibili di glicogeno, necessarie per una prestazione migliore.

Rispetto a glucosio o pirvato acidi grassi e corpi chetonici sono substrati molto efficienti dal punto di vista energetico e possono garantire maggiore lavoro muscolare a parità di ossigeno consumato, permettendo di aumentare la durata della prestazione anche a intensità elevate.

La dieta chetogenica per uno sportivo ovviamente è pensata per fornire le proteine necessarie al recupero muscolare dopo la prestazione tuttavia induce uno stato molto simile a quello che si ha durante il digiuno, con modificazioni rilevanti a diverse importanti vie metaboliche cellulari. Durante una chetogenica, come nel digiuno, sono attivate alcune importanti molecole, che in una serie di reazioni a cascata vanno a determinare la trascrizione di geni che codificano per proteine che sono coinvolte nel trasporto degli acidi grassi, nella loro ossidazione e nei processi di produzione di ATP. Si tratta ovviamente di una situazione vantaggiosa per chi pratica sport di endurance che beneficiano in misura rilevante dalla maggior disponibilità di substrati per il lavoro muscolare.

Nello stesso tempo uno stato di chetosi determina una via determinante per la riparazione e la crescita del muscolo che segue agli stress metabolici e meccanici determinati dall'attività sportiva. È quindi difficile ottenere crescita muscolare durante una dieta di questo tipo.

La dieta chetogenica non comporta però perdita di forza. Quando c'è un adeguato apporto proteico, non si registrano apprezzabili cali di forza e potenza e la massa muscolare dell'atleta è conservata grazie all'effetto di risparmio nell'uso delle proteine che si osserva durante la chetosi.

I corpi chetonici e gli acidi grassi sono prodotti e utilizzati in quantità con riduzione del catabolismo proteico a scopi energetici ma, nello stesso tempo, il consumo di una buona quantità di proteine dovrebbe mantenere una sufficiente stimolazione che rende possibile conservare massa muscolare nonostante la dieta.

IL TUO PANIFICIO

FOCACCINA FAST AL TEGAME

Preparazione fino a 10 minuti

Ingredienti:

3 uova

4 cucchiai di farina di mandorle

1/2 cucchiaino di lievito

Sale qb

Pepe qb

Aglio in polvere qb

Un po' di burro per ungere la padella.

1° PROCEDIMENTO:

Inserisci in un recipiente stretto e alto (bicchiere del minipimmer) le uova, la farina di mandorle, sale, pepe, e aglio in polvere.

2° PROCEDIMENTO:

Fai sciogliere un po' di burro nella padella ed ho versato l'eccesso in modo che la padella restasse unta ma non con non troppo burro.

3° PROCEDIMENTO:

Aggiungere l'impasto, che deve rimanere denso simile alla consistenza degli impasti per torte o per i pancakes, nella padella e ho coperto con un coperchio di vetro, in modo da poter vedere.

4° PROCEDIMENTO:

Fai cuocere da entrambi i lati e infine fine metti il formaggio e il filetto di acciuga lasciando coperto finché il formaggio non si è sciolto.

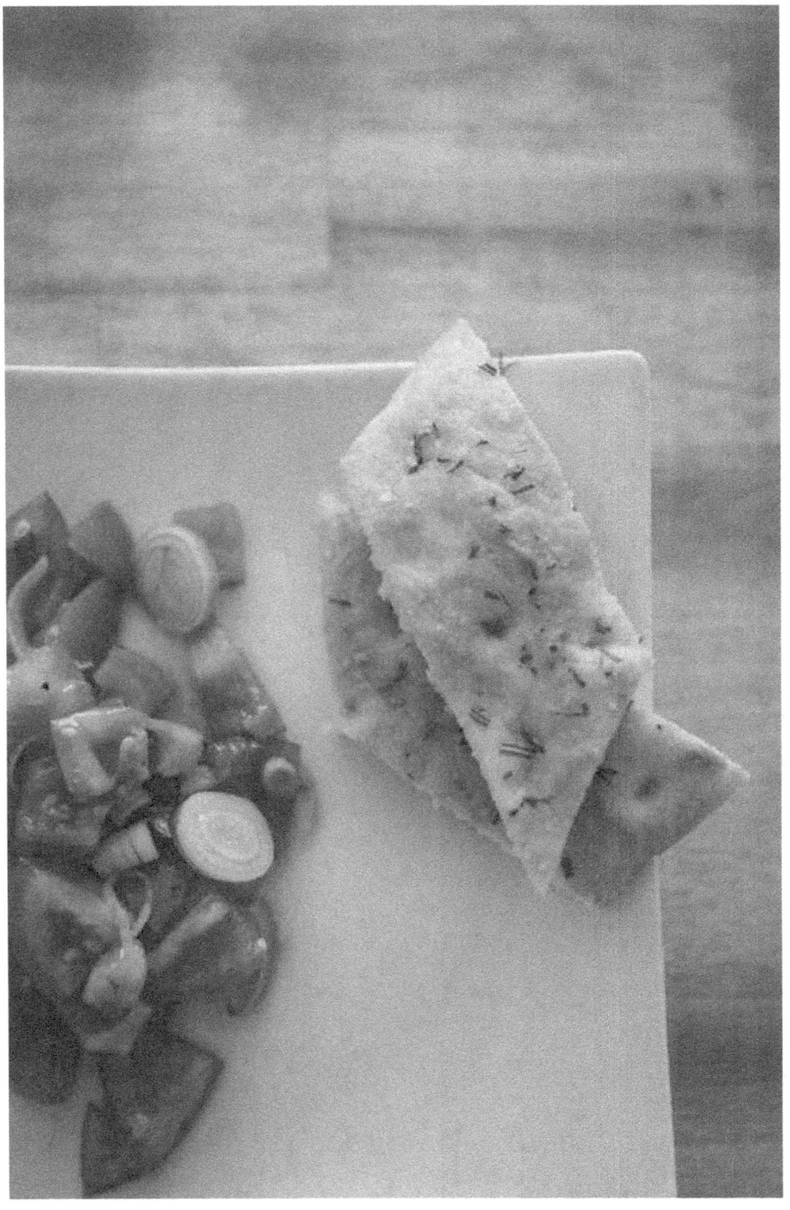

PANE KETO

Croccante fuori e morbido dentro

Ingredienti:

350 gr di albumi

1 uovo intero

200 gr di farina di mandorle

Un cucchiaino raso di lievito istantaneo

Un cucchiaio di aceto di mele

Un pizzico di Sale

1° PROCEDIMENTO:

Montare tutti gli ingredienti insieme

In forno preriscaldato a 150 gradi per una mezz'oretta.

PANE KETO AI CERIALI

Ingredienti:

3 uova intere

1 cubetto di burro giallo grass-fed

1/2 cucchiaino di lievito

40g di farina di mandorle

30g di semi di lino tritati

10g di psillio

Sale marino o rosa q.b.

Spezie a piacere (rosmarino / timo)

Sesamo o semi a piacere

Quantità per metà stampo bauletto, raddoppia tutto se vuoi riempire lo stampo bauletto normale.

1° PROCEDIMENTO:

Preriscalda il forno a 180°.

Separa i tuorli dagli albumi.

2° PROCEDIMENTO:

Monta a neve ben ferma gli albumi con un pizzico di sale e metti da parte.

3° PROCEDIMENTO:

Monta parzialmente i tuorli con il sale, aggiungi il cubetto di burro prima sciolto e raffreddato, la farina di mandorle, i semi di lino ridotti a farina, lo psillio, il lievito e le spezie. Infine incorpora gli albumi montati a poco a poco e con movimenti dal basso verso l'alto. Otterrai un impasto bello spumoso e soffice.

4° PROCEDIMENTO:

Imburra lo stampo idoneo (se usi quello del bauletto, raddoppia le dosi) o usa carta da forno, versa l'impasto e inforna a 180°C per circa 35-40 minuti. Verso fine cottura puoi spargere sopra il sesamo o semi a piacere.

Lascia raffreddare.

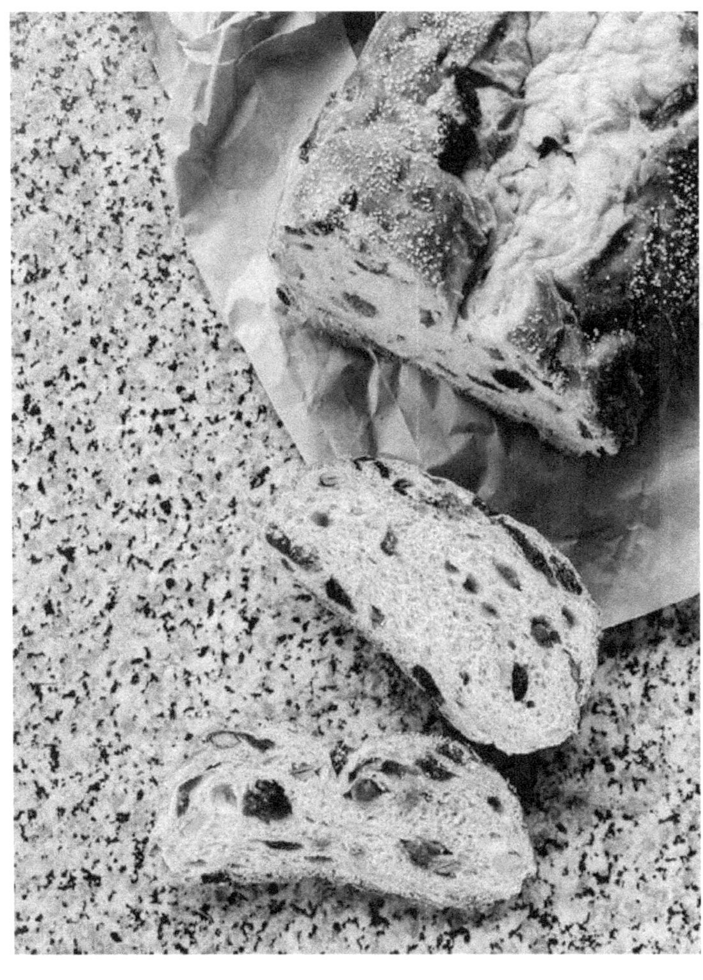

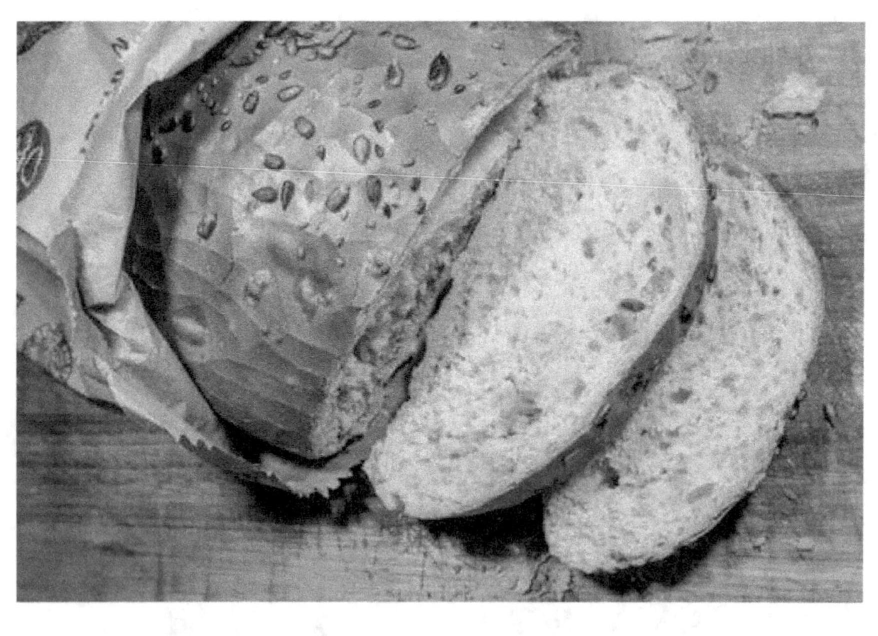

APERITIVI SFIZIOSI

FRITTATINE IN CROSTA DÌ PANCETTA

Ingredienti:

6 Uova

24 fette Pancetta

3 cucchiai Parmigiano Reggiano DOP 150 g Panna fresca liquida.

1 ciuffo Basilico

Sale fino q.b.

Pepe nero q.b.

1° PROCEDIMENTO:

Per preparare le frittatine nella pancetta, iniziate preriscaldando il forno a 180°.

 In una terrina sbattete con una forchetta le uova con la panna, il formaggio, il sale, il pepe e per ultimo aggiungete il basilico spezzato con le mani per aromatizzare il composto.

2° PROCEDIMENTO:

Prendete una teglia da muffin in silicone e foderate ogni stampo con due fette di pancetta, incrociandole, in modo da ricoprirne totalmente la superficie. Non è necessario ungere gli stampini perché la pancetta stessa eviterà che il composto si attacchi alla teglia creando la crosta croccante che andrà a formare il cestino.

3° PROCEDIMENTO:

Versate il composto di uova in ogni stampo riempiendolo fino a poco sotto il bordo (con le dosi indicate si possono riempire dodici stampini).

4° PROCEDIMENTO:

Infornate per 12 – 15 minuti finché la superficie delle frittatine sarà ben dorata.

5° PROCEDIMENTO:

Una volta ultimata la cottura, sformate le frittatine e servitele calde.

Volendo si possono aggiungere alle frittatine delle verdure tagliate a dadini molto piccoli (zucchine, melanzane, funghi, carciofi).

Queste frittatine si possono trasformare anche per i vostri amici vegetariani! Basterà sostituire la pancetta con delle zucchine grigliate!

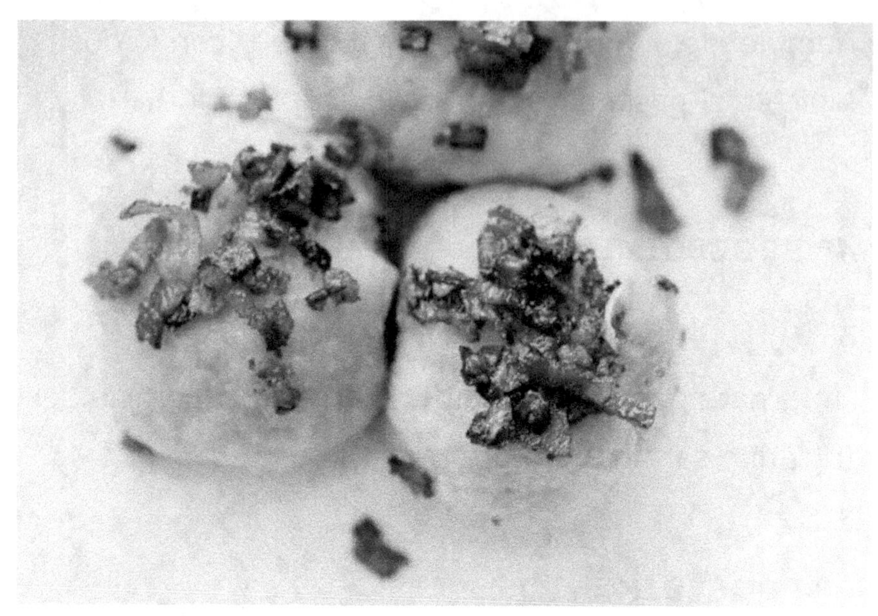

ROTOLO AGLI SPINACI

Per la pasta ho usato:

40 g di farina di mandorla

30 g di farina di nocciole

40 g di psyllium

Due cucchiai olio evo

Un cucchiaino di bicarbonato

Un cucchiaio di aceto di mele

Spezie varie sale

150 ml acqua tiepida

1° PROCEDIMENTO:

Miscelare gli ingredienti secchi e poi aggiungere gli ingredienti liquidi tenendo per ultima l'acqua.

Avrete un composto morbido ed elastico facile da modellare a rettangolo sulla carta forno. Cuocere a 170° per 10minuti.

La cremina al parmigiano:

Due cucchiai di farina di semi di lino biondi

Tre cucchiai di parmigiani 36 mesi

100 ml di latte di mandorla

Pizzichino di sale

Noce moscata a piacere.

2° PROCEDIMENTO:

Miscelare tutti gli ingredienti e lasciare riposare per 15 minuti fino a che si addensano.

3° PROCEDIMENTO:

Saltate velocemente gli spinaci crudi nel burro.

Sulla pasta mettete prima messo uno strato di crema al formaggio, poi gli spinaci e del parmiggiano36m grattugiato per fare assorbire quella fastidiosa acquetta che gli spinaci rilasciano.

4° PROCEDIMENTO:

Ho arrotolato e rimesso in forno per altro 5/7 minuti a 170!

Voilà facile e buono!

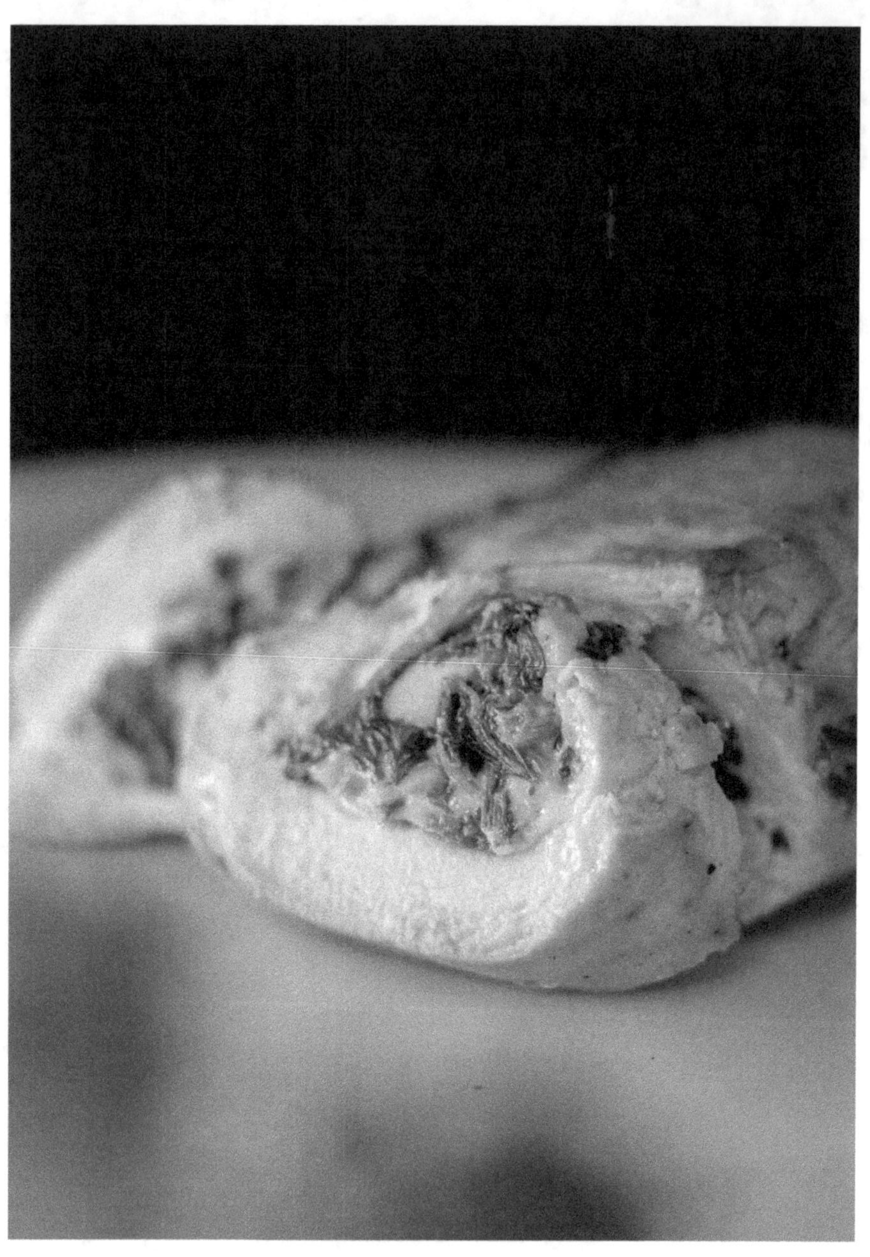

TARTUFINI DÌ ZUCCA

Ingredienti x 8:

- 75gr zucca cotta ridotta in purea

- 30gr biscotti secchi senza zucchero

- 10gr cacao amaro

- 10gr eritritolo

- 40gr soja crispies

1° PROCEDIMENTO:

Cuoci al vapore la zucca e riducila in purea con una forchetta.

2° PROCEDIMENTO:

Sbriciola a mano i biscotti secchi in modo grossolano e mischia in una ciotola tutti gli ingredienti (utilizza solo la metà dei soja crispies, l'altra metà ti servirà per ricoprire i tartufini).

3° PROCEDIMENTO:

Forma un composto compatto e lavorabile, poi lascia riposare una decina di minuti in frigo.

4° PROCEDIMENTO:

Pesa il composto e ricava 8 palline del peso di circa 18-20gr. Passale nei soja crispies e riponile nuovamente in frigorifero fino al momento di servire.

CRACKER DÌ SEMI

Ingredienti:

100 g di farina di mandorle

15 g semi di girasole

15 g semi di chia

15 g semi di zucca

15 g semi di sesamo

15 g semi di canapa

Un cucchiaio di olio

Due albumi

Sale rosa

1° PROCEDIMENTO:

Mischiare prima tutti gli ingredienti secchi, compresi i semi, e poi aggiungere l'olio e gli albumi.

Formare un impasto compatto.

2° PROCEDIMENTO:

Stenderlo tra due fogli di carta forno.

Ritagliare dei rombi, o altre forme a vostro piacimento.

3° PROCEDIMENTO:

Infornare 20 minuti a 180°.

Un'idea sfiziosa per un aperitivo o per accompagnare un passato di verdura o una zuppa di verdure e semplicemente al posto del pane!

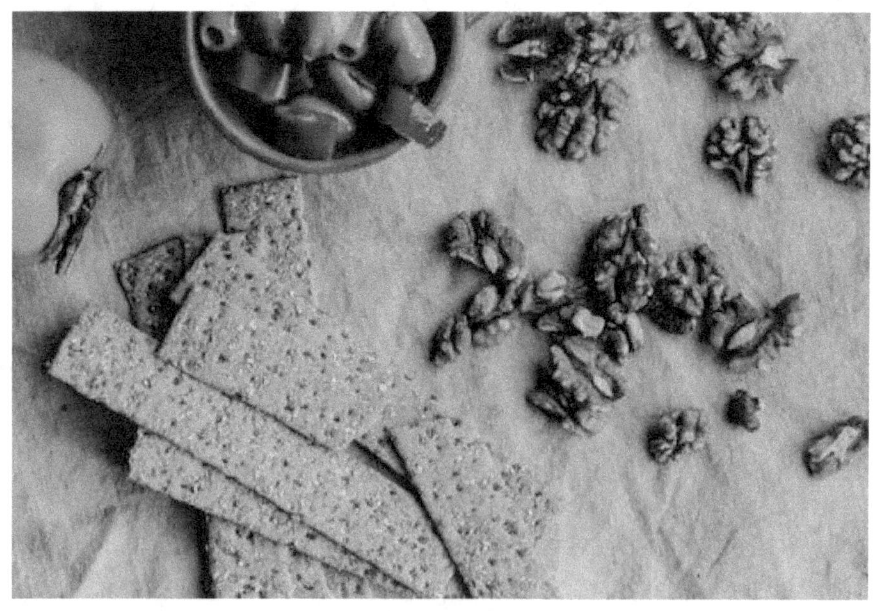

TORTA ROSA DÌ ZUCCHINE

Ingredienti per la pasta:

50 g farina di grani di sesamo

25 g fibra di bambù (se non l'avete, potete ometterla.)

125 g farina di mandorle

2 uova intere

30 g di grani tra sesamo e girasole

Sale e pepe

15 g di olio di oliva

1° PROCEDIMENTO:

Mischiare le farine e i semi. Aggiungere le uova e l'olio, il sale e il pepe. Lavorare con le mani per ottenere una pasta che lascerete in frigorifero a riposare 10 minuti.

Stenderla poi tra due fogli di carta forno e rivestire una teglia di max 22 cm e farla cuocere 8 minuti a 180°.

Per la farcitura:

5 zucchine

Formaggio di capra

Sale e pepe, olio

Manta

Scaglie di parmigiano

2° PROCEDIMENTO:

Con l'aiuto di una grattugia a unica lama tagliare le zucchine finissime.

3° PROCEDIMENTO:

Sul fondo della torta adagiare il formaggio a pezzettoni. Iniziare ad arrotolare le zucchine con pazienza.

4° PROCEDIMENTO:

Quando vedrete che la rosa di zucchine sarà grandicella, ponetela al centro della torta e continuate a mettere le lamelle attorno fino a riempire la forma.

Olio sale e pepe.

5° PROCEDIMENTO:

Infornare 25 minuti a 180° e poi 15 minuti a modalità grill a 250°.

6° PROCEDIMENTO:

Decorare, una volta fredda con fogli di menta.

GIRANDOLE KETO DI PROSCIUTTO & PANCETTA

Ingredienti:

50 g Rucola

60 g Formaggio spalmabile

30 g Coppa

90 g Prosciutto Crudo di Parma

1° PROCEDIMENTO:

Adagia le fette di prosciutto sovrapponendole leggermente luna sull'altra, copritele con le fette di capocollo.

2° PROCEDIMENTO:

Aggiungete il formaggio spalmabile su un lato del capocollo e fai degli strati di rucola e peperoncino.

3° PROCEDIMENTO:

Arrotola il prosciutto e il capocollo a formare un rotolo stretto. Taglialo a dischetti e servi.

Valori nutrizionali:

469 kcal

34 g di proteine

34 g di grassi

5 g di carboidrati

INSALATE

Ingredienti:

petto di pollo

Avocado

cipolla rossa di Tropea

Melanzana

Olio, sale e pepe qb

Griglia il petto di pollo e taglialo a cubetti;

Ingredienti:

Ananas

Pezzetti di parmigiano

Qualche fiocchetto di crema di ceci

Glassa di aceto balsamico

Pinoli

Filo d'oli

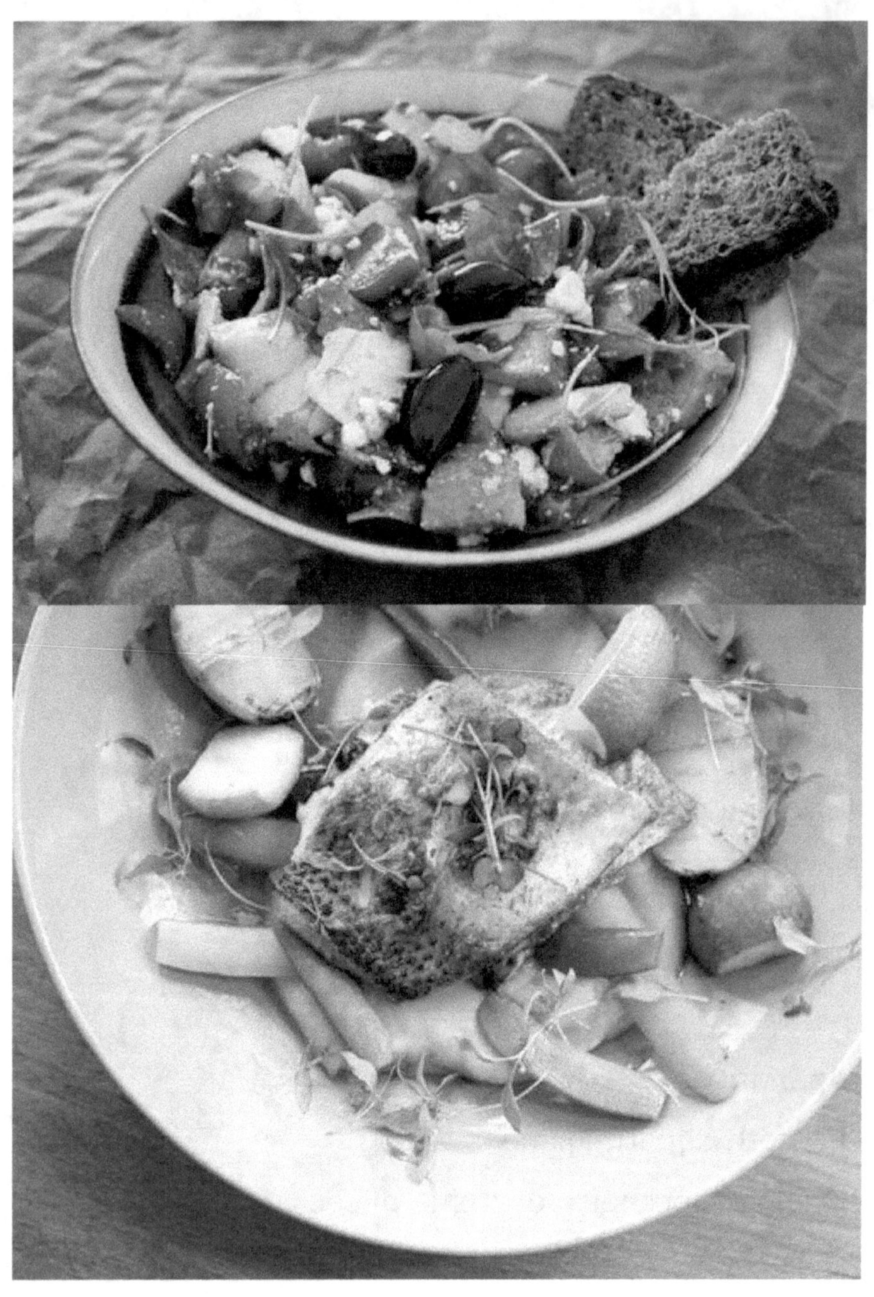

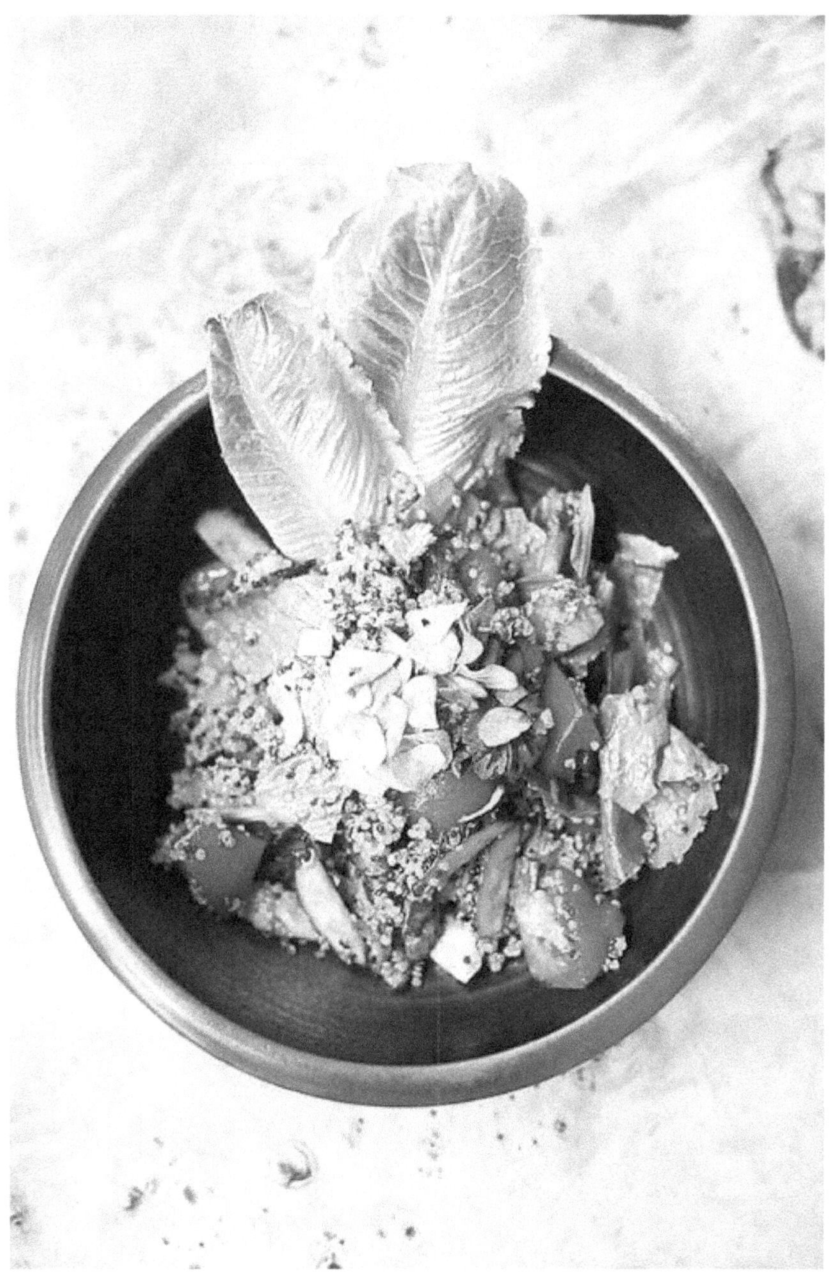

PRIMI PIATTI

PASTA E MELANZANE

Ingredienti x 1:

70 g di pasta

1 melanzana piccola

2 pomodori

Mezza cipolla, mezzo spicchio di aglio

2 foglie di basilico

1 cucchiaino di olio extravergine di oliva

1° PROCEDIMENTO:

Sbucciate la melanzana e tagliatela a cubetti. Sbucciate l'aglio e la cipolla, quindi tritatela.

2° PROCEDIMENTO:

Metteteli in una padella con l'olio, unite i dadini di melanzana e fate cuocere per una decina di minuti.

3° PROCEDIMENTO:

Lavate e mondate i pomodori, tagliate a pezzetti, quindi aggiungeteli nella padella. Coprire e lasciate cuocere per 30 minuti, mescolando ogni tanto con un cucchiaio di legno e aggiungendo un poco di acqua, se necessario.

4° PROCEDIMENTO:

Nel frattempo, fate cuocere la pasta in abbondante acqua salata, quindi scolatela al dente e trasferite nella padella con le melanzane;

5° PROCEDIMENTO:

Fatela saltare per qualche minuto per insaporire, aggiungete il basilico e servitela ben calda.

PASTA AL FORNO CON RADICCHIO & NOCI

Ingredienti per la besciamella:

50 ml di latte senza lattosio

5 grammi di farina di riso

noce moscata q.b.

1° PROCEDIMENTO:

Far scaldare il latte in un pentolino, in seguito aggiungere la farina e mescolare di tanto intanto finché il tutto non inizierà ad addensarsi;

2° PROCEDIMENTO:

Aggiungere la noce moscata e cuocere fino a consistenza desiderata.

Ingredienti per la pasta:

80 grammi di pasta integrale

100 grammi di radicchio

20 grammi di cipolla bianca

30 grammi di mozzarella

2 noci sgusciate

1 cucchiaio di formaggio grattugiato

1° PROCEDIMENTO:

Iniziare a preparare la pasta, contemporaneamente tagliare il radicchio a listarelle e tritare la cipolla, disporre questi ingredienti in una padellina con un po' d'acqua e lasciar stufare fino a far ammorbidire il tutto e far asciugare l'acqua in eccesso.

2° PROCEDIMENTO:

Una volta cotta la pasta condirla con il radicchio, la besciamella, la mozzarella in precedenza tagliata a dadini, le noci tritate grossolanamente, mescolare e disporre in una teglia da forno.

3° PROCEDIMENTO:

Spolverizzare con un po' di formaggio grattugiato e infornare a 200 gradi per 15 minuti circa.

SPAGHETTI INTEGRALI & BROCCOLI

Ingredienti:

70g di spaghetti integrali

1/2 broccolo

Olio evo

Parmigiano

Sale

Peperoncino

1° PROCEDIMENTO:

Cuocere a vapore il broccolo, buttare la pasta in acqua salata che bolle.

2° PROCEDIMENTO:

Scolarla e condire con il broccolo, una parte schiacciata per amalgamare bene, unire il parmigiano e un filo di olio.

Aggiungere del peperoncino se si desidera

SPAGHETTI ALLE VONGOLE

Ingredienti:

spaghetti lowcarb

Vongole

Aglio

Prezzemolo

Pomodorini ciliegino

Olio evo

vino bianco

Peperoncino

Sale q.b.

Pepe q.b.

1° PROCEDIMENTO:

Fate spurgare per almeno 12 ore le vongole in acqua fredda e sale.

Passato il tempo necessario scolatele e ripassatele di nuovo sempre con dell'acqua fredda.

2° PROCEDIMENTO:

Mettete le vongole in una padella con l'aglio e il vino bianco a fuoco vivo, fate evaporare l'alcol poi sigillate con un coperchio fino a quando le vongole saranno totalmente aperte.

Ci vorranno circa 3 minuti.

3° PROCEDIMENTO:

Scolatele e recuperate l'acqua (sughetto) ottenuta che andrete a filtrare e a tenere da parte.

4° PROCEDIMENTO:

In una padella fate rosolare a fuoco basso l'aglio e il peperoncino, aggiungete i pomodori e lasciate cuocere per 5 m, aggiungete le vongole, l'acqua filtrata in precedenza e insaporite per qualche minuto.

Tritate finemente del prezzemolo.

5° PROCEDIMENTO:

Cuocete gli spaghetti in acqua salata e ritirateli molto al dente per non rischiare che in padella scuociano.

Scolate gli spaghetti e metteteli nella pentola con le vongole, amalgamate per qualche secondo, servite ben caldi con una girata di pepe e prezzemolo.

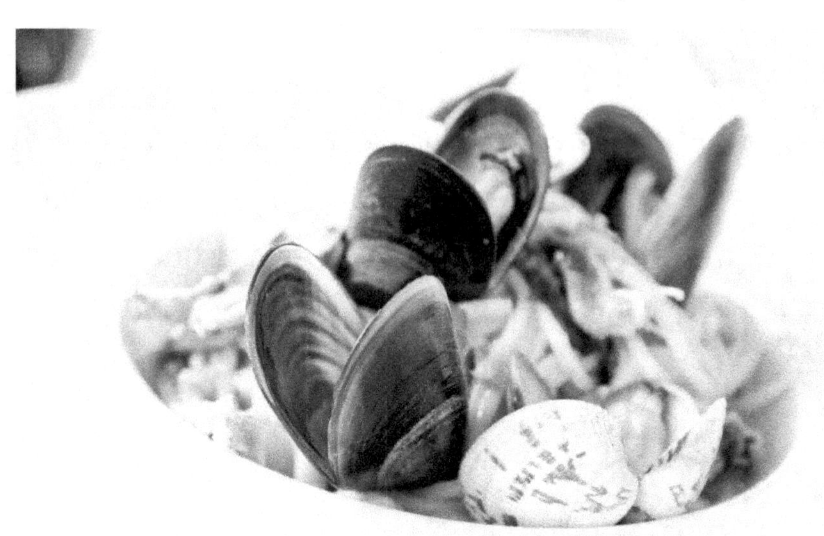

RISO SHIRATAKY CON MAZZANCOLLE E ZUCCHINE

Ingredienti:

200g riso shirataky

150g mazzancolle

150g zucchine

Menta q.b.

Cipolla q.b.

Olio evo

Vino bianco

Sale q.b.

Pepe q.b.

1*PROCEDIMENTO:

Pulisci e riduci a tocchetti le mazzancolle, oppure lasciale intere come ho fatto io, gli scarti non buttarli.

2° PROCEDIMENTO:

Condisci le mazzancolle con evo, sale e pepe, coprirle con la pellicola e lasciale marinare.

3° PROCEDIMENTO:

Taglia a fettine le zucchine, metti da parte gli scarti.

4° PROCEDIMENTO:

Prendi mezza cipolla, tagliala a pezzi grandi e mettila a soffriggere in un pentolino con l'evo, gli avanzi delle zucchine e le teste delle mazzancolle, dopo qualche minuto sfuma con il vino, quando l'alcol sarà evaporato, allunga il brodo con 1 bicchiere di acqua, aggiungi il sale e lascia sobbollire 10 m dopodiché filtra.

5° PROCEDIMENTO:

Durante trita un pezzo di cipolla, falla soffriggere in un pentolino con l'evo, a questo punto aggiungi le zucchine e lasciale insaporire 2 m, poi aggiungi 3 dita di acqua e lascia cuocere per cinque minuti, l'acqua dovrà asciugarsi.

6° PROCEDIMENTO:

Trascorsi i cinque minuti metti le zucchine nel bicchiere nel mixer, aggiungi sale, pepe, menta e frulla per ottenere una salsina densa.

7° PROCEDIMENTO:

Ora metti il riso in pentola per farlo asciugare, quando avrà perso il liquido, aggiungi l'olio e lascialo insaporire

2 m, dopodiché allunga con il brodo prima ottenuto e attendi che sia completamente riassorbito.

8° PROCEDIMENTO:

Quando il riso avrà assorbito tutto il brodo, sarà il momento di aggiungere la salsa di zucchine.

Ora impiatta e aggiungi le mazzancolle, un po' di olio e del pepe!

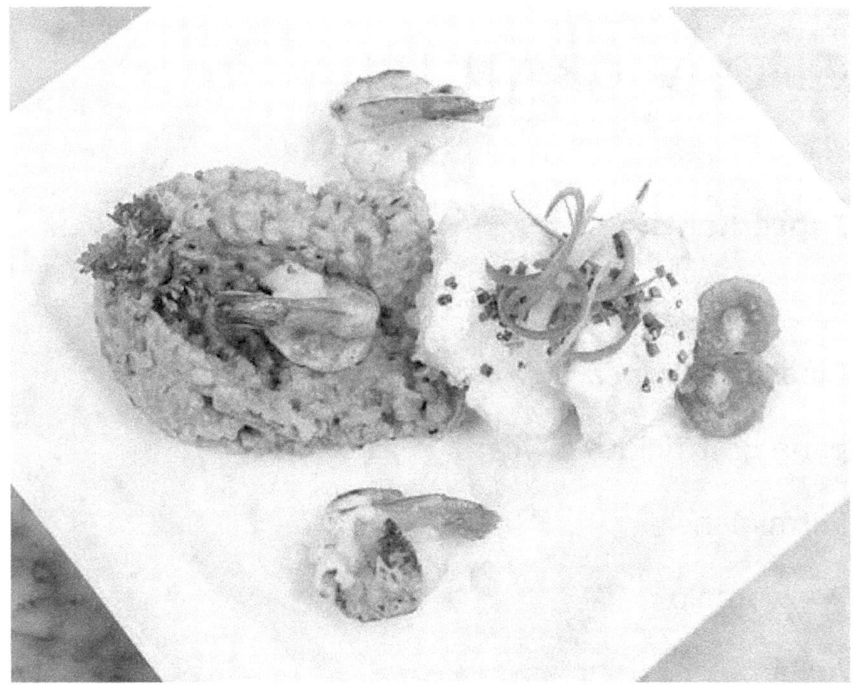

SECONDI PIATTI

CIPOLLE GRATINATE

Ingredienti:

Cipolle di Tropea piccole

pane grattugiato lowcarb

Parmigiano

Prezzemolo

Aglio

Olio evo

Sale

Pepe

1° PROCEDIMENTO:

Metti a bollire 1L di acqua con 1/2 bicchiere di aceto bianco e sale.

2° PROCEDIMENTO:

Quando l'acqua raggiunge il bollore, tuffaci le cipolle e, se le vuoi croccanti, cuocile per 5 m dalla ripresa del bollore, altrimenti 10 m, dopodiché scolale e mettile da parte.

3° PROCEDIMENTO:

Durante, in un mixer versa il pane grattugiato, il parmigiano, il prezzemolo, l'aglio, il sale, il pepe e due giri d'olio, frulla e metti da parte.

4° PROCEDIMENTO:

.

Ora taglia a metà le cipolle e adagiale su una teglia oleata, dopodiché condiscile con il pane grattugiato aromatizzato, cuoci a 180° per 15/20 m, forno preriscaldato.

FILETTO DÌ TROIA PICCANTE AL FORNO

Preparazione fino a 15 minuti

Ingredienti

230 g filetto di trota

2 cucchiaini di peperoncino in polvere

1/2 cucchiaino di cumino macinato

1 cucchiaino di aglio in polvere

1/2 cucchiaino di paprika

2 cucchiaini di olio d'oliva

1/2 limone

1 pizzico di sale marino

1 pizzico di pepe nero macinato

1° PROCEDIMENTO:

Per prima cosa, mescolate gli ingredienti secchi in una ciotola. Trasferiteli su un piatto.

2° PROCEDIMENTO:

Tagliate due filetti di trota da circa 100 g.

3° PROCEDIMENTO:

Passate ogni filetto in olio d'oliva, e poi nel vostro composto secco. Spremete sopra il limone fresco.

4° PROCEDIMENTO:

Poi riscaldate il forno a 300 °C. Adagiate ogni filetto su una teglia rivestita di stagnola con la pelle rivolta verso il basso. Infornate per 8-10 minuti (secondo lo spessore) fino a quando diventa tenero e chiaro.

5° PROCEDIMENTO:

Una volta cotto, guarnite con altro aglio, pepe e limone!

MERLUZZO IN CROSTA DÌ PARMIGIANO

Preparazione fino a 30 minuti

Ingredienti:

2 pezzi di Filetto di merluzzo

4 cucchiai da tavola di parmigiano grattugiato

1 cucchiaino di paprika

1/2 cucchiaio da tavola di prezzemolo fresco, tritato

1 pizzico di sale

1/2 cucchiaio da tavola di Olio extravergine di oliva

2 foglie di lattuga romana

Valori nutrizionali:

375 kcal

29.59 g di proteine

23.69 g di grassi

11.57 g di carboidrati

1° PROCEDIMENTO:

Preriscalda il forno a 200 °C. Rivesti una teglia da forno con carta stagnola o carta pergamena.

2° PROCEDIMENTO:

In una terrina poco profonda, mescola il parmigiano, la paprika, il prezzemolo e il sale. Cospargi il merluzzo con olio d'oliva (strofinandolo sul davanti e sul retro del filetto), poi dragare il composto di formaggio, pressandolo leggermente con le dita. Trasferire sulla teglia da forno. Guarnite il merluzzo con qualsiasi residuo di formaggio.

3° PROCEDIMENTO:

Cuoci in forno fino a quando il pesce diviene opaco nella parte più spessa, 10-15 minuti. Servi subito assieme alle foglie di lattuga.

MERLUZZO IN BRODO DÌ POMODORO

Preparazione fino a 30 minuti

Ingredienti:

140 g filetto di merluzzo

1/2 tazza di pomodori in scatola

1/2 tazza di brodo di pollo

2 foglie di alloro secche

1 cucchiaio da tavola di olio di avocado

1 pizzico di sale marino

1 pizzico di pepe nero

Valori nutrizionali:

336 kcal

24.06 g di proteine

22.4 g di grassi

10.51 g di carboidrati

1° PROCEDIMENTO:

Aggiungete l'olio a una padella e scaldate a fuoco medio. Schiacciate i pomodori pelati nella padella. Aggiungete il brodo, le foglie di alloro, sale e pepe.

2° PROCEDIMENTO:

Portate il brodo a bollore a fuoco medio, quindi abbassate la fiamma al minimo.

3° PROCEDIMENTO:

Aggiungete i filetti di merluzzo (tagliati in quadrati da 10 cm) e coprite, fate cuocere a fuoco lento per 5-7 minuti o solo fino a quando il pesce comincia a sfaldarsi.

4° PROCEDIMENTO:

Servite il pesce con brodo di pomodoro e gustatevi il vostro pasto.

COSCE DÌ POLLO SALATE AL ROSMARINO

fino a 30 minuti

Ingredienti:

1 pizzico di Sale

2 rametti di Rosmarino fresco

2 spicchi di Aglio freschi

1 Coscia di pollo con pelle

1 cucchiaio da tavola di Olio di oliva

1 pizzico di Pepe nero

Valori nutrizionali:

419 kcal

32 g di proteine

32 g di grassi

4 g di carboidrati

1° PROCEDIMENTO:

Preriscalda il forno a 200 gradi

2° PROCEDIMENTO:

Disponi le cosce di pollo su una teglia forno e insaporisci con sale, pepe e un trito di erbe aromatiche. Disponi i rametti di rosmarino intorno alle cosce di pollo.

Sbuccia e schiaccia gli spicchi d'aglio, quindi e mettili in teglia. Cospargi con l'olio d'oliva.

3° PROCEDIMENTO:

Copri la teglia con un foglio di alluminio e fate cuocere in forno per 30 minuti. Lascia cuocere in forno per 30 minuti. Cuoci ancora per altri 30 minuti scoperto cosi che la pelle diventa croccante.

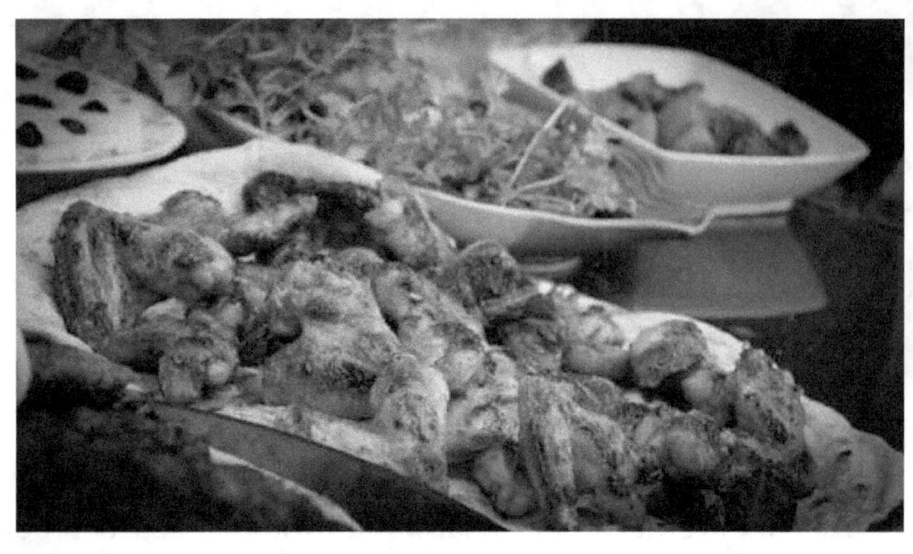

INVOLTINI DÌ POLLO

fino a 30 minuti

Ingredienti:

2 Cetrioli affettati

1 cucchiaino di Basilico fresco

1 cucchiaino di Succo di lime naturale

1 cucchiaino di Salsa di soia

1 pizzico di Sale

40 g di Carote

1/2 cucchiaino di Radice di zenzero cruda

60 g di Cavoli rossi interi

180 g di Coscia di pollo con pelle

1 cucchiaino di Menta verde

1 cucchiaino di Coriandolo

1/2 cucchiaio da tavola di olio di avocado

Valori nutrizionali:

510 kcal

46 g di proteine

32 g di grassi

13 g di carboidrati

1° PROCEDIMENTO:

Taglia a metà il cavolo rosso e separa le foglie l'una dall'altra. Lava e taglia le carote e i cetrioli a strisce. Lava tutte le erbe aromatiche.

2° PROCEDIMENTO:

Scalda l'olio in una padella a fuoco medio. Sala il pollo e cuoci le cosce di pollo con la pelle rivolta verso il basso per 12-15 minuti. Girale e cuoci per altri 10 min. Metti da parte a raffreddare prima di affettarlo a strisce.

3° PROCEDIMENTO:

Unisci la salsa di soia, il succo di lime e lo zenzero grattugiato in una ciotola.

Fai gli involtini con le foglie di cavolo e con due striscette di pollo, le verdure e le erbe aromatiche. Aggiungi il composto di salsa di soia e un po' di crema di chili.

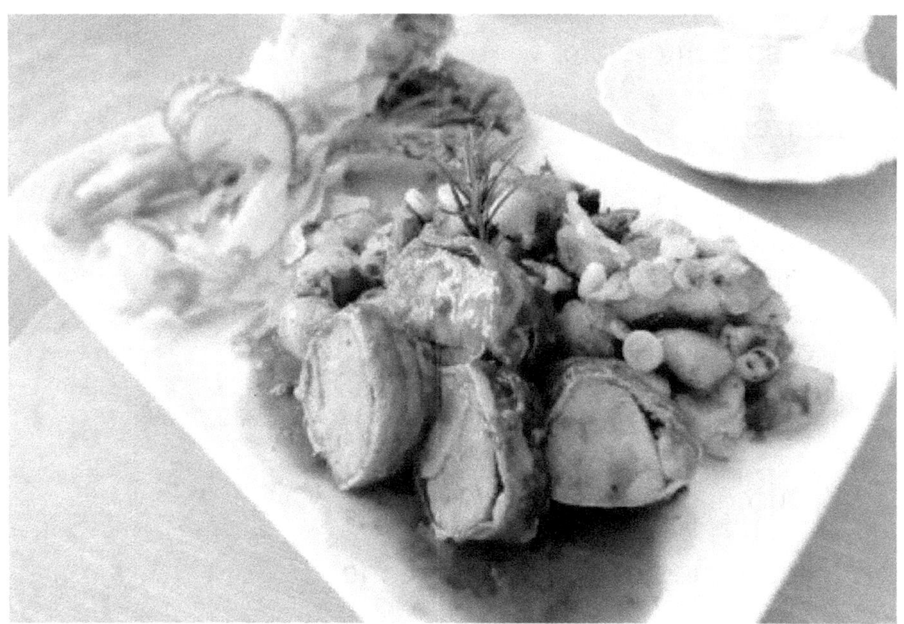

TACCHINO AL CURRY

Ingredienti:

120 g di petto di tacchino

100 g di pakchoi

100 g di cavolo di Pechino

1 carota

1-2 spicchi d'aglio

Zenzero

1-2 peperoncini

Coriandolo fresco

1 cucchiaio di tandoorimasala

1-2 cucchiaini di curcuma

½ cucchiaino di sale

1 cucchiaino di pepe di Cayenna

1° PROCEDIMENTO:

Tagliare il petto di tacchino a bocconcini e le verdure in pezzi piccoli. Sbucciare l'aglio e lo zenzero e tagliarli a fette sottili.

2° PROCEDIMENTO:

Preriscaldare bene la padella e ungerla con l'olio di cocco. Questo dà un tocco particolarmente piacevole al piatto. Rosolare la carne da tutti i lati, aggiungere le verdure, l'aglio, lo zenzero e il peperoncino e far cuocere brevemente.

Abbassare la fiamma e aggiungere un po' d'acqua. Aggiungere le spezie e mescolare.

3° PROCEDIMENTO:

Cuocere in padella o nel wok a fuoco medio per far evaporare l'acqua. Quando si sarà formata una riduzione di acqua e spezie, il tacchino al curry sarà pronto!

BISTECCHE DÌ TONNO CON LIME E JALAPENO

fino a 15 minuti

Ingredienti:

1 pizzico di Pepe nero

2 cucchiai da tavola di olio d'oliva

110 g bistecca di tonno

1/2 peperone jalapeno

1 pizzico di sale

1 cucchiaio da tavola di Succo di lime naturale

2 rametti di coriandolo

Valori nutrizionali:

396 kcal

33 g di proteine

28 g di grassi

3 g di carboidrati

1° PROCEDIMENTO:

In un mixer frulla il coriandolo, lo jalapeno, il succo di ...
e la prima parte di olio.

2° PROCEDIMENTO:

Prepara le bistecche di tonno e condiscile con sale e
pepe. Cospargile bene con la miscela di coriandolo su
entrambi i lati.

3° PROCEDIMENTO:

Scalda la seconda quantità di olio d'oliva in una padella a fuoco medio - alto. Cuoci le bistecche di tonno nell'olio con la parte salata e pepata verso il basso, copri e lascia cosi per 4-5 minuti. Servi con la salsa di lime rimanente.

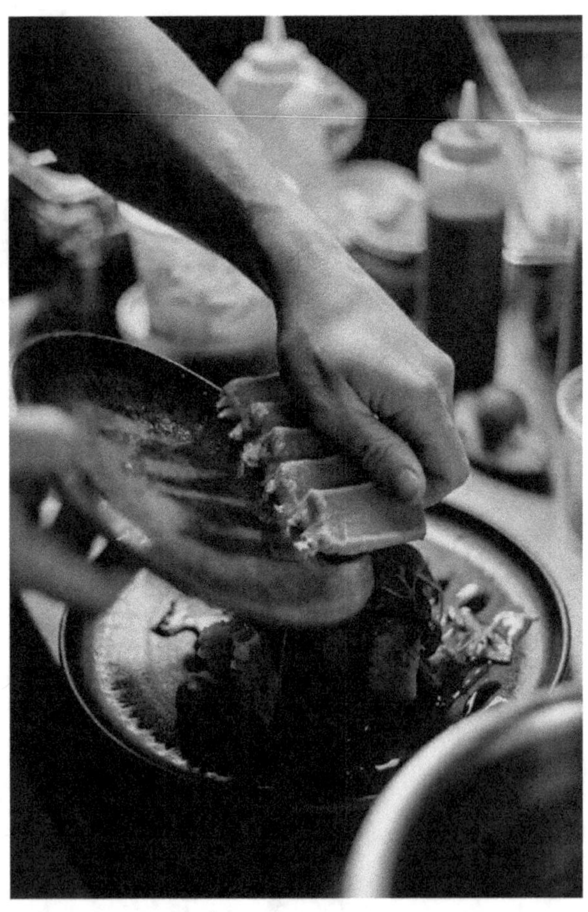

UOVA STRAPAZZATE ALLA KETO

fino a 15 minuti

Ingredienti:

1 pizzico di sale

30 g Prosciutto di Parma

10 g di Cheddar

1/4 cucchiaio da tavola di Erba cipollina

1 pizzico di Pepe nero

1 pizzico di Pepe rosso

1 Uovo

10 g Petto di pollo

30 g Salsiccia

Valori nutrizionali:

315 kcal

27.79 g di proteine

21.19 g di grassi

2.26 g di carboidrati

1° PROCEDIMENTO:

Scubetta il pollo e fai a tocchetti la salsiccia di maiale. Cuoci in padella a fuoco medio - alto per 5-7 minuti insieme al prosciutto tritato.

2° PROCEDIMENTO:

In una scodella, sbatti le uova con sale, pepe nero e rosso.

3° PROCEDIMENTO:

Metti il composto in una padella con la carne e fai cuocere a fuoco medio fino a quando le uova saranno cotte. Continua a mescolare bene le uova.

4° PROCEDIMENTO:

Poco prima che le uova siano completamente cotte, cospargile con il cheddar. Servi con erba cipollina appena tritata.

SOUVLAKY DÌ POLLO CON TZAZIKI

Ingredienti Marinata:

1kg petto di pollo

1l di acqua fredda

1 cucchiaio di miele

2 cucchiai di pepe in grani

1 cucchiaio di origano

2 foglie di alloro

1 limone

1 mazzetto di prezzemolo

4 denti d'aglio

70g di sale grosso

Ingredienti Tzaziki:

500g di yogurt greco

2 cetrioli

2 denti d'aglio

Aneto fresco qb

4 cucchiai di olio

Sale qb

1° PROCEDIMENTO:

In una pentola unisci tutti gli ingredienti della marinata (tranne il pollo) e porta a bollore, raggiunto il bollore spegni il fuoco e lascia raffreddare completamente.

2° PROCEDIMENTO:

Durante taglia a cubetti il pollo, coprilo con la pellicola e mettilo in frigorifero.

3° PROCEDIMENTO:

Lava, sbuccia e grattugia (a grana grossa) i cetrioli, mettili in un canovaccio e strizzali molto bene, ora aggiungili all'yogurt, unisci 4 cucchiai di olio, due denti d'aglio spremuti, l'aneto e il sale, copri con la pellicola e metti in frigorifero.

4° PROCEDIMENTO:

Quando la marinata sarà completamente fredda, filtrala, a questo punto aggiungi il pollo e lascialo insaporire per due ore (anche più volendo).

5° PROCEDIMENTO:

Ora forma gli spiedini e cuocili sulla griglia.

DOLCI & TORTE

CHEESECAKE LIMONE

Ingredienti per la base:

50 g farina di nocciole

50 g farina di mandorle

Un albume

20 g di burro

10 g eritritolo

Mischiare gli ingredienti secchi poi aggiungerei liquidi.

Porre l'impasto nella forma.

Cuocere 15 minuti nel forno a 180°

Lasciare raffreddare

Ingredienti per la crema:

200 g formaggio fresco

200 g ricotta

100 ml panna liquida

Il succo di tre limoni

30 g eritritolo

3 fogli di colla di pesce

1° PROCEDIMENTO:

Con la frusta elettrica lavorare i formaggi con la panna e lo zucchero.

2° PROCEDIMENTO:

Aggiungere il succo dei limoni

Aggiungere la colla di pesce fatta ammorbidire nell'acqua e fatta sciogliere in 4 cucchiai di acqua bollente.

3° PROCEDIMENTO:

Porre la crema sulle basi e farla raffreddare in frigorifero almeno 4 ore.

Decorare a piacere.

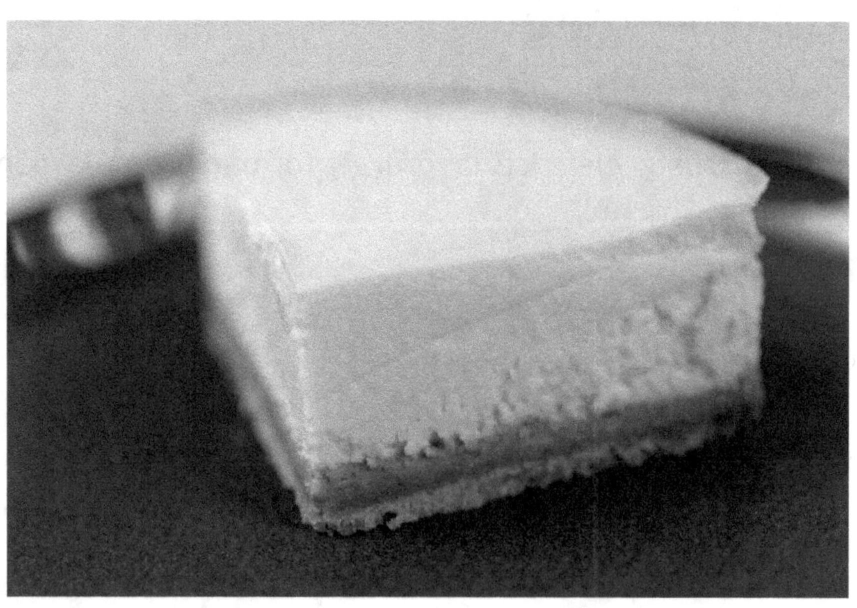

CHEESECAKE STRACCIATELLA

Ingredienti per la base:

200g di Farina di Mandorle in base allo stampo.

80 g Burro fuso possibilmente chiarificato o olio di cocco.

1° PROCEDIMENTO:

Unire i due composti e creare la base nella vostra tortiera, apribile in modo da riuscire a tagliarla.

Lasciare in frigorifero.

Ingredienti per la farcitura:

400 g Philadelphia o Latte di cocco fat

20 ml di succo di limone

60 g di Eritritolo

200 ml di panna fresca

80 g di cioccolato fondente da 85% a 100%

4/5 fogli di gelatina

1° PROCEDIMENTO:

Passare con le fruste e unire il di succo di limone ed eritritolo possibilmente macinato a velo.

2° PROCEDIMENTO:

In un'altra ciotola montare la panna fresca.

Unire i due composti appena lavorati.

3° PROCEDIMENTO:

Tagliamo il cioccolato fondente.

Inserirlo nel composto insieme al formaggio e la panna appena montata senza fonderlo.

4° PROCEDIMENTO:

Mettiamo in una ciotola i fogli di gelatina per farla ammorbidire, di seguito la faremo sciogliere in 30/50 ml di panna calda non bollita.

5° PROCEDIMENTO:

Facciamo sciogliere la gelatina per poi amalgamarla nel composto preparato.

Per la Glassa:

1° PROCEDIMENTO:

Fai sciogliere 60 g di cioccolato fondente, versalo sopra la cheesecake raffreddata.

2° PROCEDIMENTO:

Con uno stuzzicadenti mischia il cioccolato appena versato per creare forme scombinate e circolari, a tuo piacere.

Servire dopo 5/6 ore di riposo in frigorifero e quando si sarà solidificata.

CRÊPES DOLCI

Ingredienti

2 cucchiai di panna fresca

2 uova

1 cucchiaio di farina di mandorla

3 cucchiaini di cacao

1 cucchiaino di vanillina

un pizzico di cannella

Dolcificante

Burro o burro di cocco per la cottura

1° PROCEDIMENTO:

Sbatti l'uovo in una ciotola e aggiungi il dolcificante se lo desideri.

2° PROCEDIMENTO:

Unisci gli ingredienti secchi, sempre mescolando con la frusta per evitare la formazione di grumi e aggiungi la panna liquida.

3° PROCEDIMENTO:

Mescola bene e lascia riposare per 15 minuti.

4° PROCEDIMENTO:

Scalda sul fuoco una padellina dal diametro di 10 cm circa, imburralo leggermente e versaci un mestolo di pastella al cacao.

Ruota il tegame in modo da distribuire uniformemente la pastella e rimetti la padella sul fuoco finché i bordi non iniziano ad arricciarsi.

5° PROCEDIMENTO:

Con una spatola girà la crêpe e cuocila qualche minuto anche dall'altro lato. Togli dal fuoco e falla scivolare su un piatto aspettando che si raffreddi.

Io ne ho condite alcune con ricotta, pepite di cioccolato e frutti di bosco, altre con la mia compottè di lamponi.

Per il ripieno:

1° PROCEDIMENTO:

Inserire in un pentolino a fiamma bassa i lamponi con succo di limone, il dolcificante in quantità giusta per i vostri gusti e dell'agar;

2° PROCEDIMENTO:

Lasciare su fuoco dolce per 5 minuti.

3° PROCEDIMENTO:

In seguito togliere dal fuoco e lasciare raffreddare.

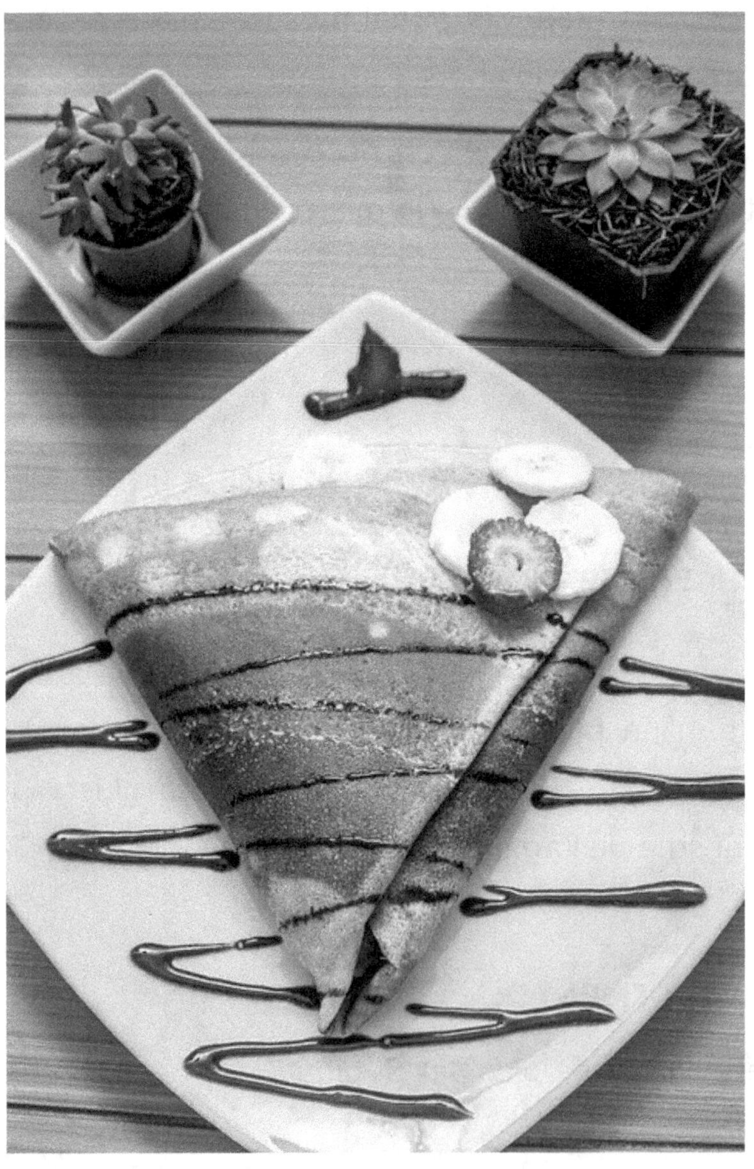

CALZONCINI AL CIOCCOLATA

Ingredienti:

50 g farina di nocciole

15 g semi di lino ridotti a farina

30 g farina di cocco

35 g eritritolo

40 g burro

1 uovo

Polvere d'arancia (facoltativo)

Pizzico di sale

Una tavoletta di cioccolato al 90%

1° PROCEDIMENTO:

Mischiare gli ingredienti secchi.

2° PROCEDIMENTO:

Unire il burro e l'uovo

3° PROCEDIMENTO:

Lavorare fino a ottenere un impasto compatto. Lasciarlo riposare 5 minuti.

4° PROCEDIMENTO:

Stendere l'impasto tra due fogli di carta forno e dargli una forma rettangolare.

5° PROCEDIMENTO:

Tagliare la tavoletta di cioccolato in pezzi da due cubetti e disporli su di una metà dell'impasto distanziati un paio di centimetri. Con l'altra metà, ripiegata su di essi, ricoprirli e ritagliarli con la tecnica dei ravioli.

6° PROCEDIMENTO:

Infornarli a 180° per 20 minuti.

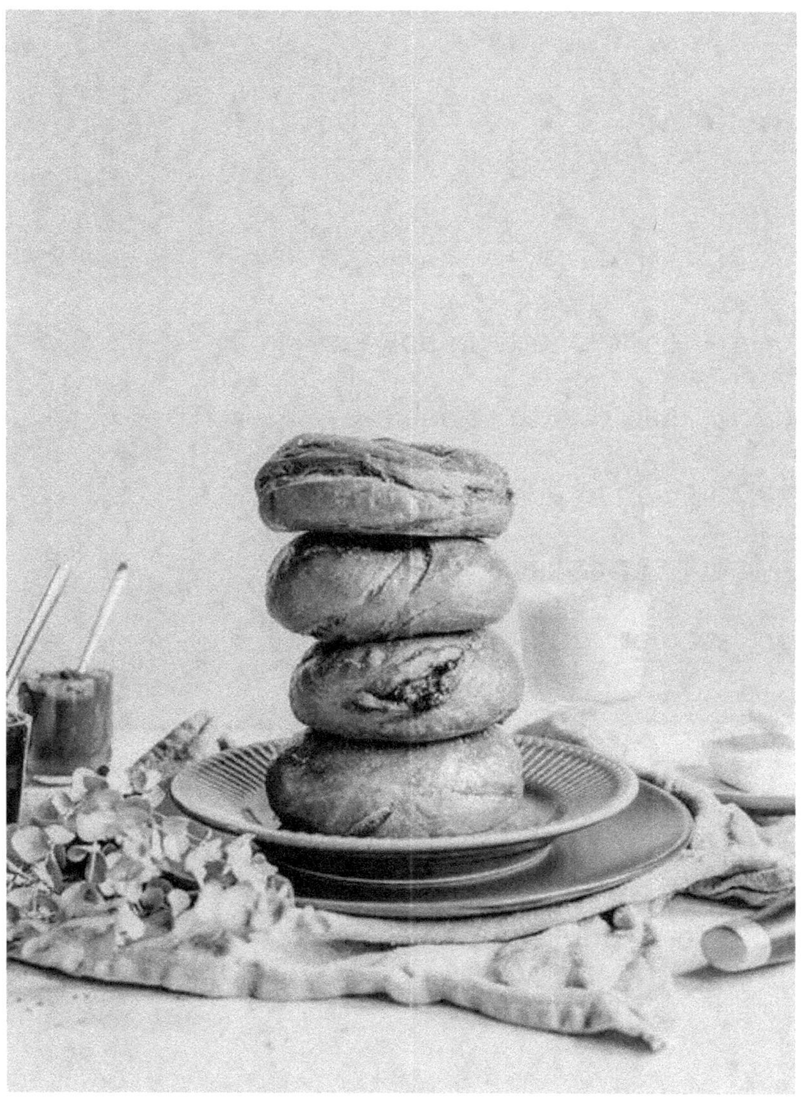

TORTA CAPRESE CHETOGENICA

Ingredienti:

180gr cioccolato fondente 95%

85 gr mandorle ridotte in polvere

85 gr nocciole ridotte in polvere

85 gr eritritolo in polvere

160 gr burro chiarificatore

10 gr cacao amaro in polvere

5 uova

Vanillina

Sale

4 gr lievito per dolci in polvere

1° PROCEDIMENTO:

In una ciotola sbattere con le fruste il burro a temperatura ambiente, metà dell'eritritolo e la vanillina.

2° PROCEDIMENTO:

Dopo qualche minuto aggiungete il pizzico di sale e i tuorli d'uovo.

Lasciatelo riposare.

3° PROCEDIMENTO:

In un'altra ciotola miscelare le polveri: unite il cioccolato grattugiato, le mandorle in polvere, le nocciole in polvere, il lievito per dolci e il cacao amaro in polvere.

Lasciatelo riposare.

4° PROCEDIMENTO:

In un'altra ciotola versare gli albumi e il rimanente eritritolo a velo. Montare a neve

5° PROCEDIMENTO:

Tutte le preparazioni sono completate, quindi preriscaldate il forno a 170° in modalità ventilata e iniziate a miscelarle: aggiungete al composto di tuorli e burro un terzo degli albumi montati, poi un terzo delle polveri e amalgamate bene con la spatola, mescolando delicatamente dal basso verso l'alto. Man mano aggiungete un terzo degli albumi e un terzo delle polveri e continuate così fino a che non otterrete un impasto uniforme.

6° PROCEDIMENTO:

Versate il composto liscio e cremoso in una tortiera da 22 cm già imburrata e infarinata fibra di avena. Livellate accuratamente la superficie e cuocete in forno ventilato a 170° per circa 30/40 minuti.

7° PROCEDIMENTO:

Lasciate intiepidire la torta nello stampo, sformatela. Spolverizzate la superficie con eritritolo a velo. La vostra torta caprese cheto è pronta per essere gustata.

FRITTELLE ALLO YOGURT

Ingredienti:

100 g Farina di Mandorle

30 g di farina di cocco

8 g Xanthan

1 uovo

1 Cucchiaio grande Yogurt Greco

1° PROCEDIMENTO:

Mischiare tutti gli ingredienti e creare una palla, se fate fatica bagnatevi le mani.

Lascia riposare in frigo per mezz'ora.

2° PROCEDIMENTO:

Scalda dell'olio in una padella, e con le mani crea la forma che più desideri.

Fai friggere per qualche minuto.

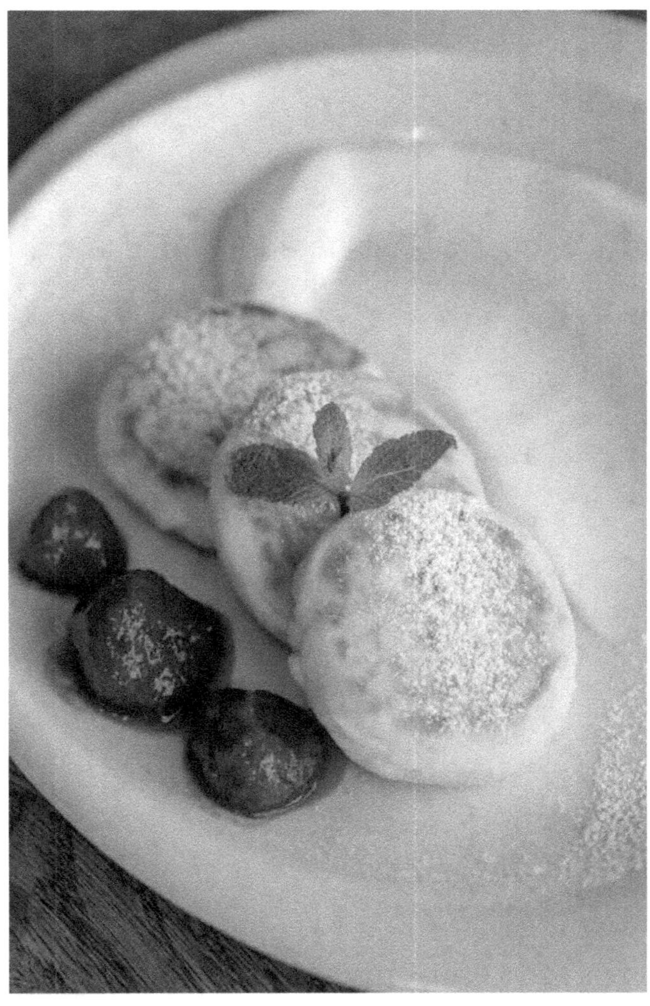

MUFFIN LOWCARB AI MIRTILLI

Ingredienti:

2 uova

15 g di eritritolo

100 g di yogurt naturale

20 g di burro ammorbidito

120 g di frutta a guscio macinata (io ho usato metà nocciole, metà mandorle.)

5 g di semi di lino macinati

Estratto di vaniglia q.b.

40 g di mirtilli

1° PROCEDIMENTO:

Preriscaldare il forno a 180 gradi.

Montare le uova con l'eritritolo e lo yogurt naturale.

2° PROCEDIMENTO:

Aggiungere il burro ammorbidito e gli ingredienti secchi e mescolare bene.

3° PROCEDIMENTO:

Infine incorporare la frutta e versare l'impasto nelle formine per muffin.

4° PROCEDIMENTO:

Cuocere per 25-30 minuti circa.

PROFITEROLES AL CIOCCOLATO

Ingredienti x 8 profiteroles:

125 ml di acqua

25 g di burro

Un pizzico di sale

50 g di farina di mandorle

8 g di farina di guar

8g di lievito in polvere

2 uova

Ingredienti per la farcitura:

100 ml di panna fresca liquida

1 cucchiaio raso di eritritolo macinato a velo.

Estratto di vaniglia in polvere q.b.

Ingredienti per la copertura:

100 g di cioccolato fondente (min 90% di cacao)

50 ml di panna fresca liquida

50 ml di latte

20 g di eritritolo macinato a velo

5 g di cacao amaro

1° PROCEDIMENTO:

Preriscaldare il forno a 200 gradi e preparare una teglia ricoperta con carta da forno.

2° PROCEDIMENTO:

Mescolare le due farine e il lievito in polvere.

3° PROCEDIMENTO:

Portare a ebollizione l'acqua, il burro e il sale.

4° PROCEDIMENTO:

Aggiungere tutta la farina in un colpo, abbassare la fiamma e con un mestolo mescolare energicamente, finché la massa si staccherà dal fondo della pentola.

5° PROCEDIMENTO:

Far raffreddare un poco e incorporare le uova, una alla volta.

6° PROCEDIMENTO:

Introdurre l'impasto in una tasca da pasticcere e spremere delle forme rotonde sulla teglia. Se non hai la tasca da pasticcere, potresti usare anche due cucchiai

7° PROCEDIMENTO:

Cuocere per 20 minuti nel forno (non aprire prima la porta del forno!)

8° PROCEDIMENTO:

Far raffreddare bene prima di farcire.

9° PROCEDIMENTO:

Montare la panna fresca con l'eritritolo a velo e l'estratto di vaniglia e farcire i bignè.

10° PROCEDIMENTO:

Sciogliere il cioccolato fondente, il latte e l'eritritolo a velo a bagnomaria.

11° PROCEDIMENTO:

Montare la panna e aggiungerla alla salsa di cioccolato. Versare la salsa di cioccolato sopra ai profiteroles.

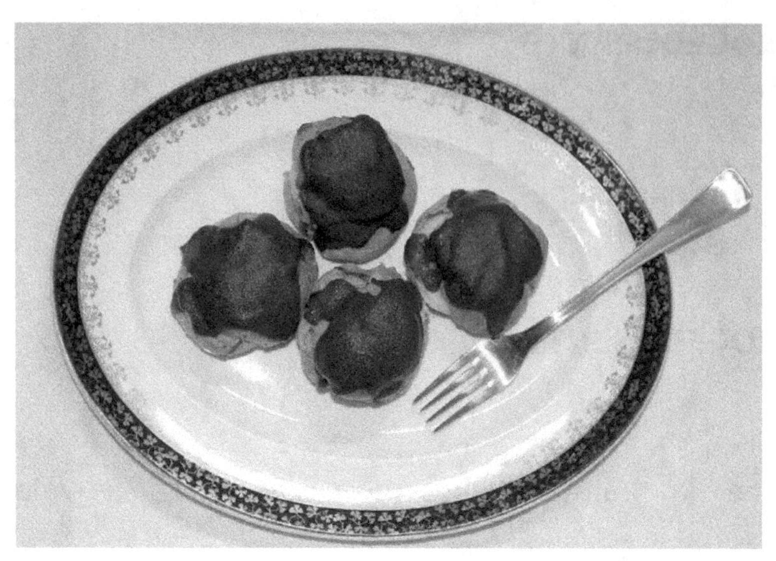

DONUTS

Ingredienti x 8:

2 uova

30 g di eritritolo macinato a velo

15 g di olio di cocco (desodorato)

30 g di farina di mandorle

30 g di farina di cocco

1 cucchiaino di lievito in polvere

Un pizzico di sale

Per la Decorazione:

cioccolato fondente

olio di cocco

Granella di nocciole

1° PROCEDIMENTO:

Preriscaldare il forno a 180 gradi.

2° PROCEDIMENTO:

Montare le uova con l'eritritolo e l'olio di cocco finché si ottiene una massa spumosa.

3° PROCEDIMENTO:

Aggiungere gli altri ingredienti e amalgamare bene.

4° PROCEDIMENTO:

Versare l'impasto dentro degli stampini in silicone per donuts e cuocere per 10 minuti.

5° PROCEDIMENTO:

Sfornare e lasciare raffreddare completamente.

6° PROCEDIMENTO:

Sciogliere il cioccolato fondente con l'olio di cocco a bagnomaria o al microonde e immergere i donuts a testa in giù.

7° PROCEDIMENTO:

Decorare con granella di nocciole.

8° PROCEDIMENTO:

Lascia raffreddare completamente prima di servire.

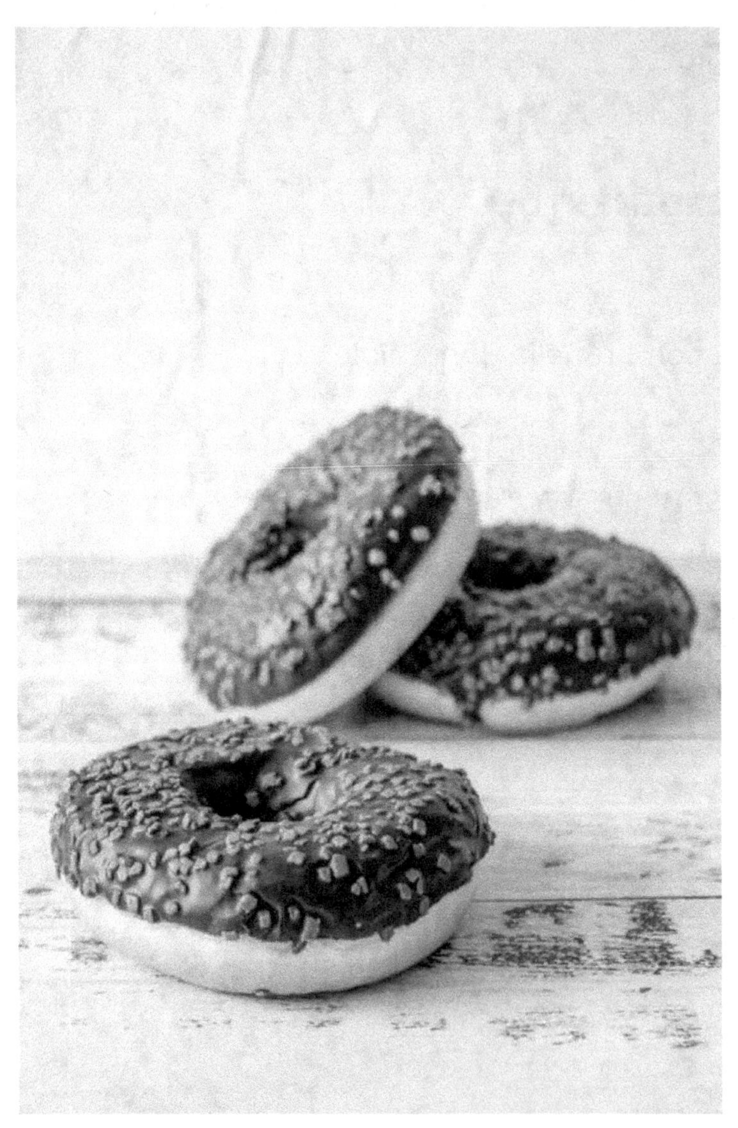

professional advice. The content within this book has been derived from various sources. Please consult a licensed professional before attempting any techniques outlined in this book.

By reading this document, the reader agrees that under no circumstances is the author responsible for any losses, direct or indirect, which are incurred as a result of the use of information contained within this document is for educational and entertainment purposes only. All effort has been executed to present accurate, up to date, and reliable, complete information. No warranties of any kind are declared or implied. Readers acknowledge that the author is not engaging in the rendering of legal, financial, medical or professional advice. The content within this book has been derived from various sources. Please consult a licensed professional before attempting any techniques outlined in this book.

By reading this document, the reader agrees that under no circumstances is the author responsible for any losses, direct or indirect, which are incurred as a result of the use of information contained within this document, including, but not limited to, — errors, omissions, or inaccuracies.

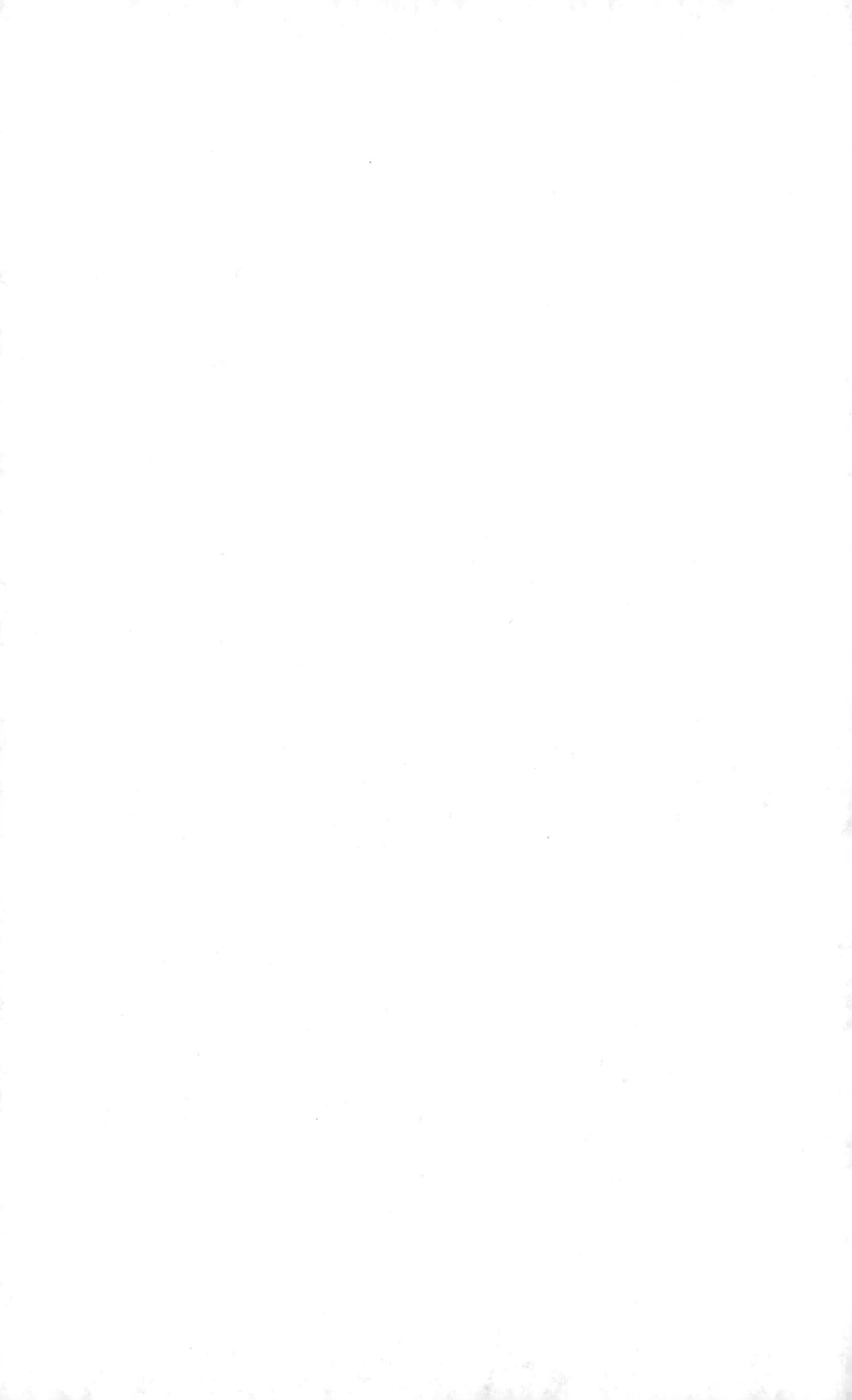